目を温めると身体が自然によみがえる！

温感アイマスクで自律神経がやすらぐ

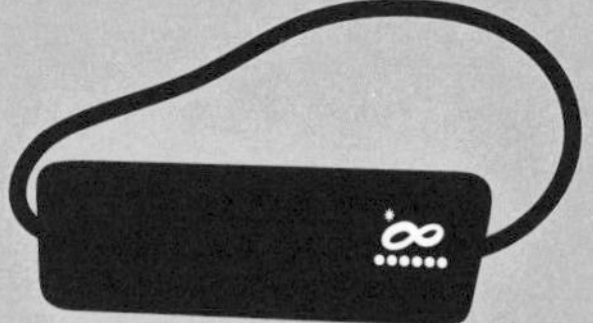

吉祥寺森岡眼科院長 医学博士
森岡清史
Kiyoshi Morioka

sanctuary books

その「なんだかよくわからない不調」
じつは〝目〟からきているのかもしれません。

私たちは一日中、
スマホやパソコン、
携帯ゲームなどに
目を使い過ぎていて、

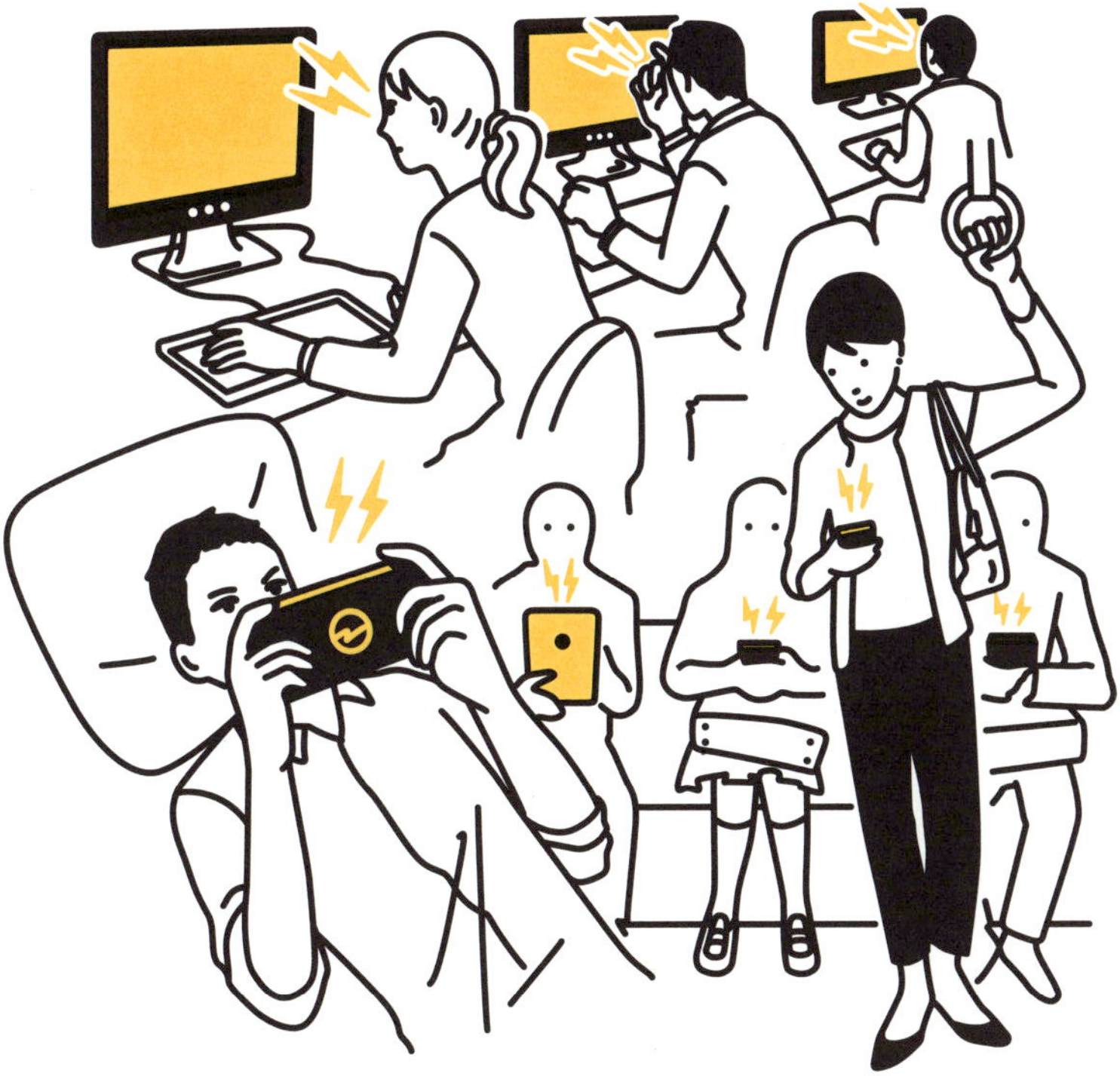

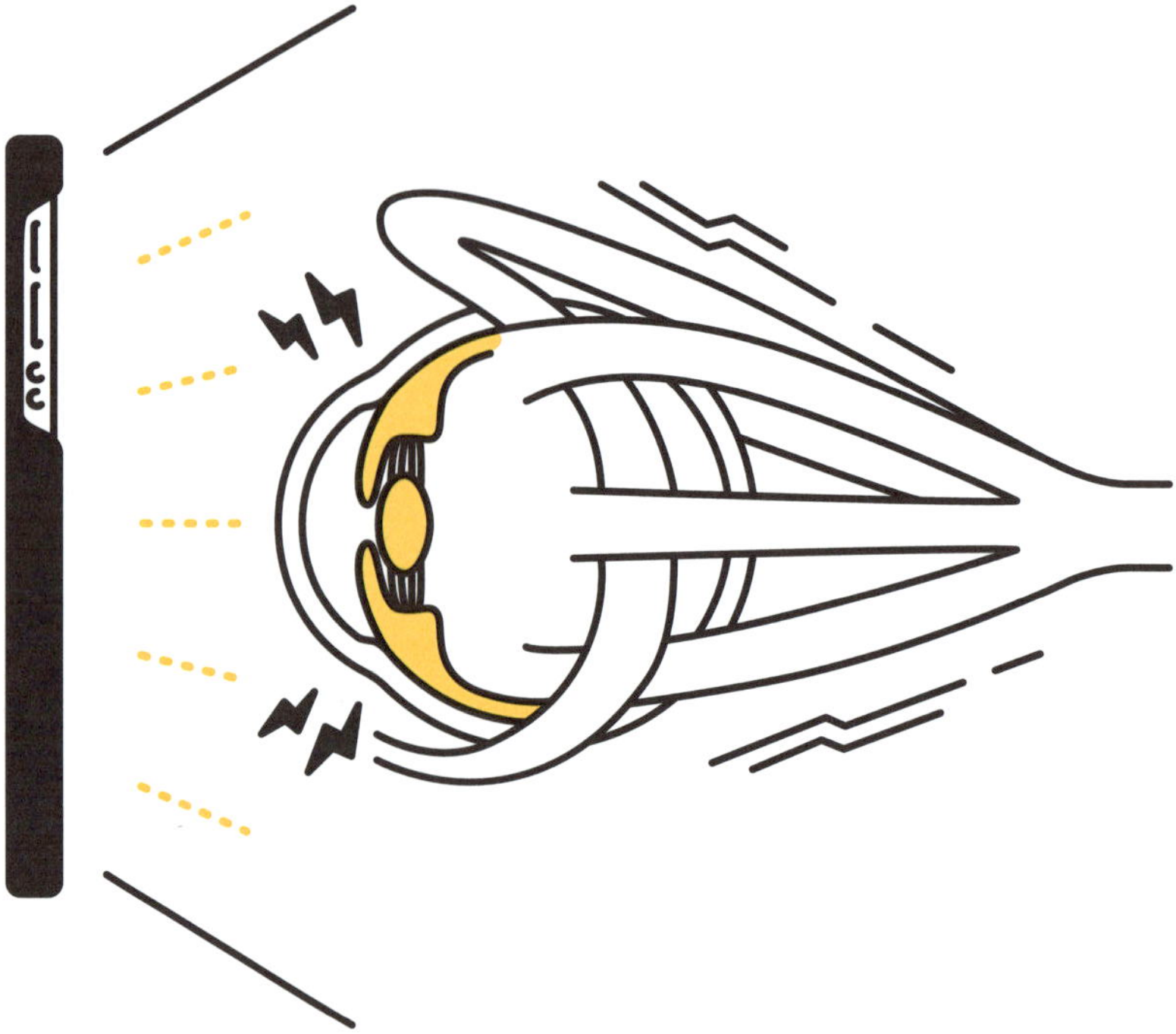

いつの間にか
〃目〃の筋肉を、
カチカチにしています。

目の筋肉をカチカチ、
つまり緊張状態の
ままにしていると、
交感神経のスイッチも
ONのままになり、
頭痛、肩こり、倦怠感、
のぼせ、不眠…など、
あらゆる不調が引き起こされます。

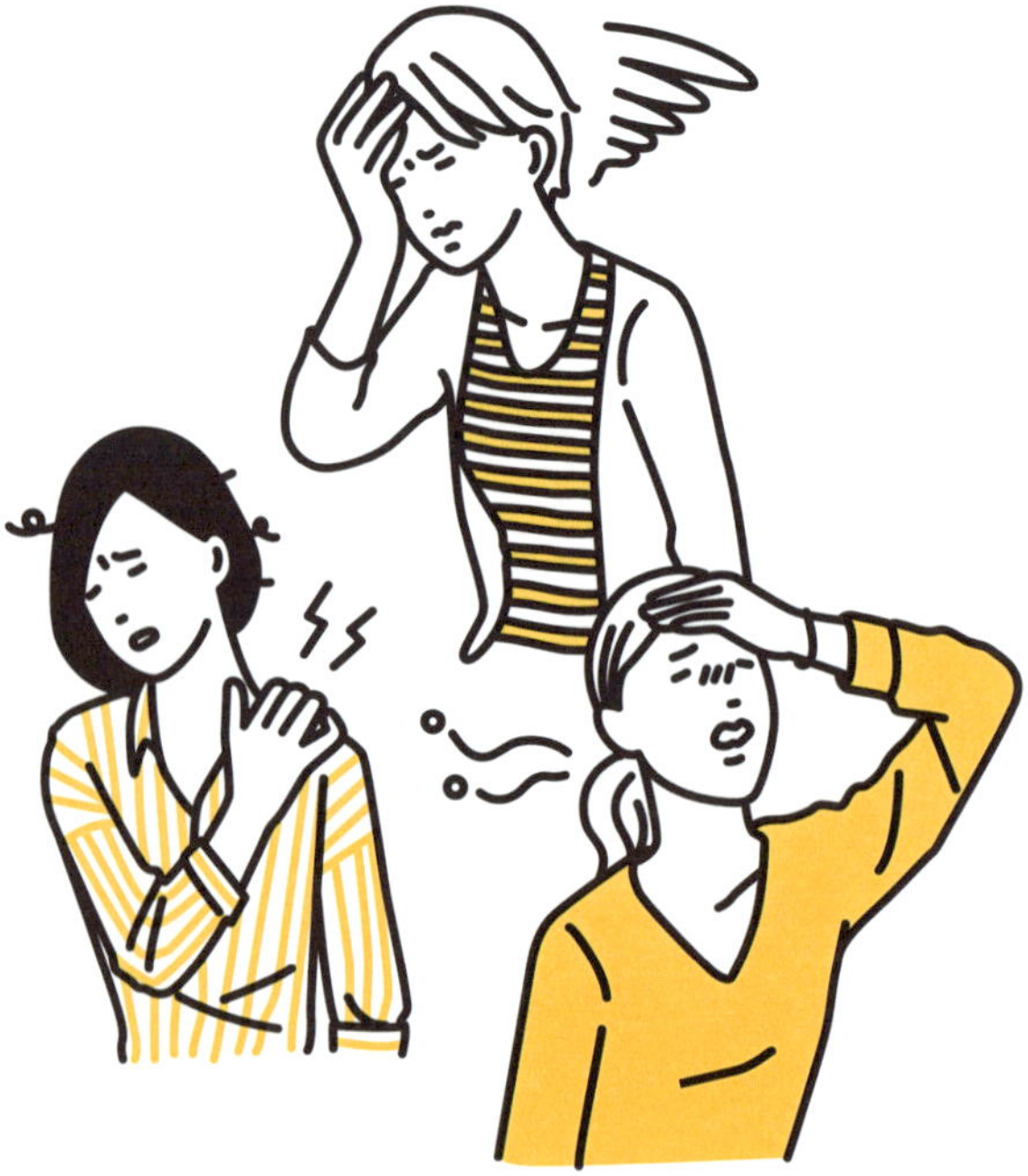

目が休まらないと、
身体も休まらない。

かといって
使い過ぎてカチカチになった目は、
なかなか自然には回復してくれない。

そこで、
特殊な素材で作られた
アイマスクを使って、
目を「持続的」に「ゆっくり」
温めてみましょう。

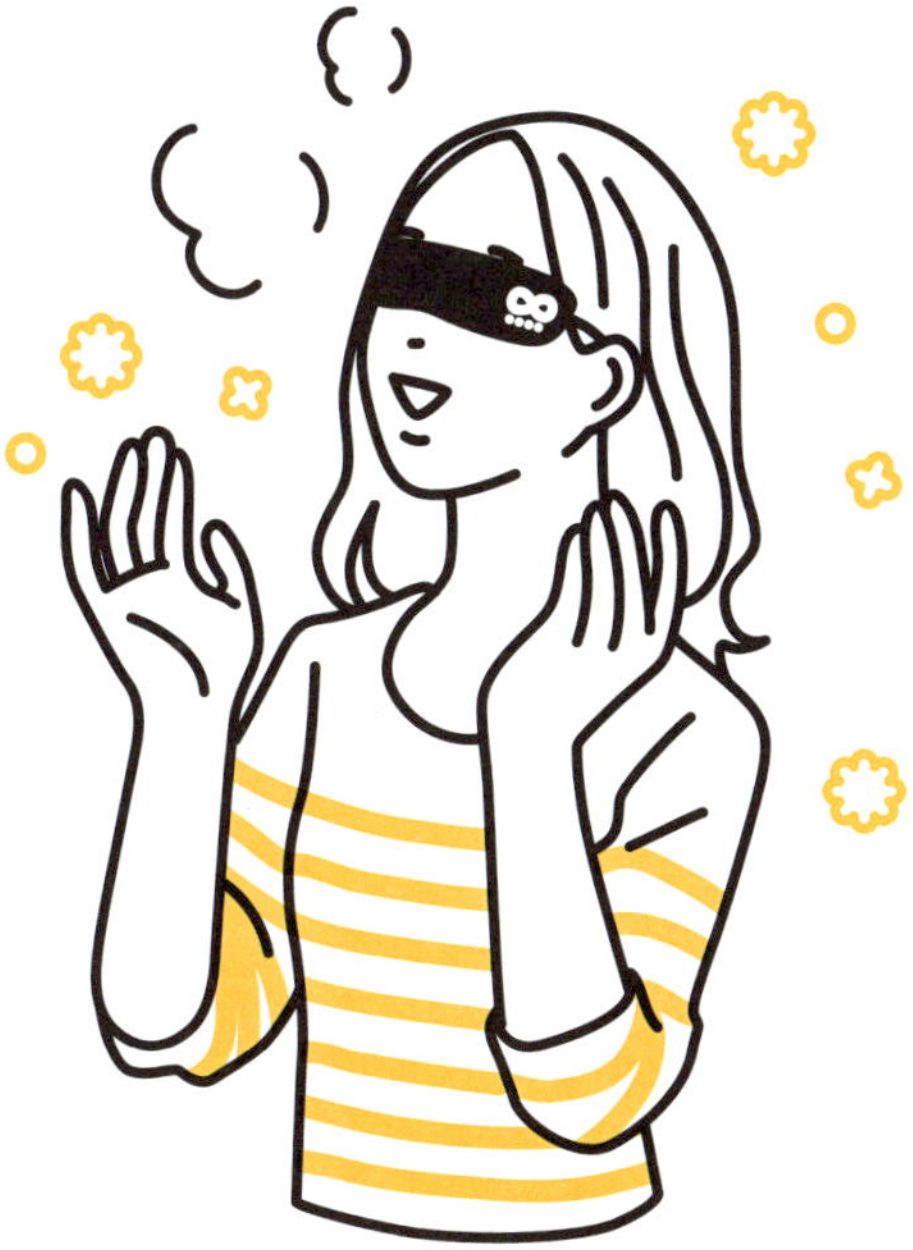

こわばった目の筋肉は
「持続的」に「ゆっくり」温めることによって、
血行が良くなり、だんだんほぐれていきます。

この本はそんなふうにして、
寝ている間に、目の筋肉の緊張をゆるめて、
身体の機能を内側から整えることを目的とした
全身回復サポートガイドなのです。

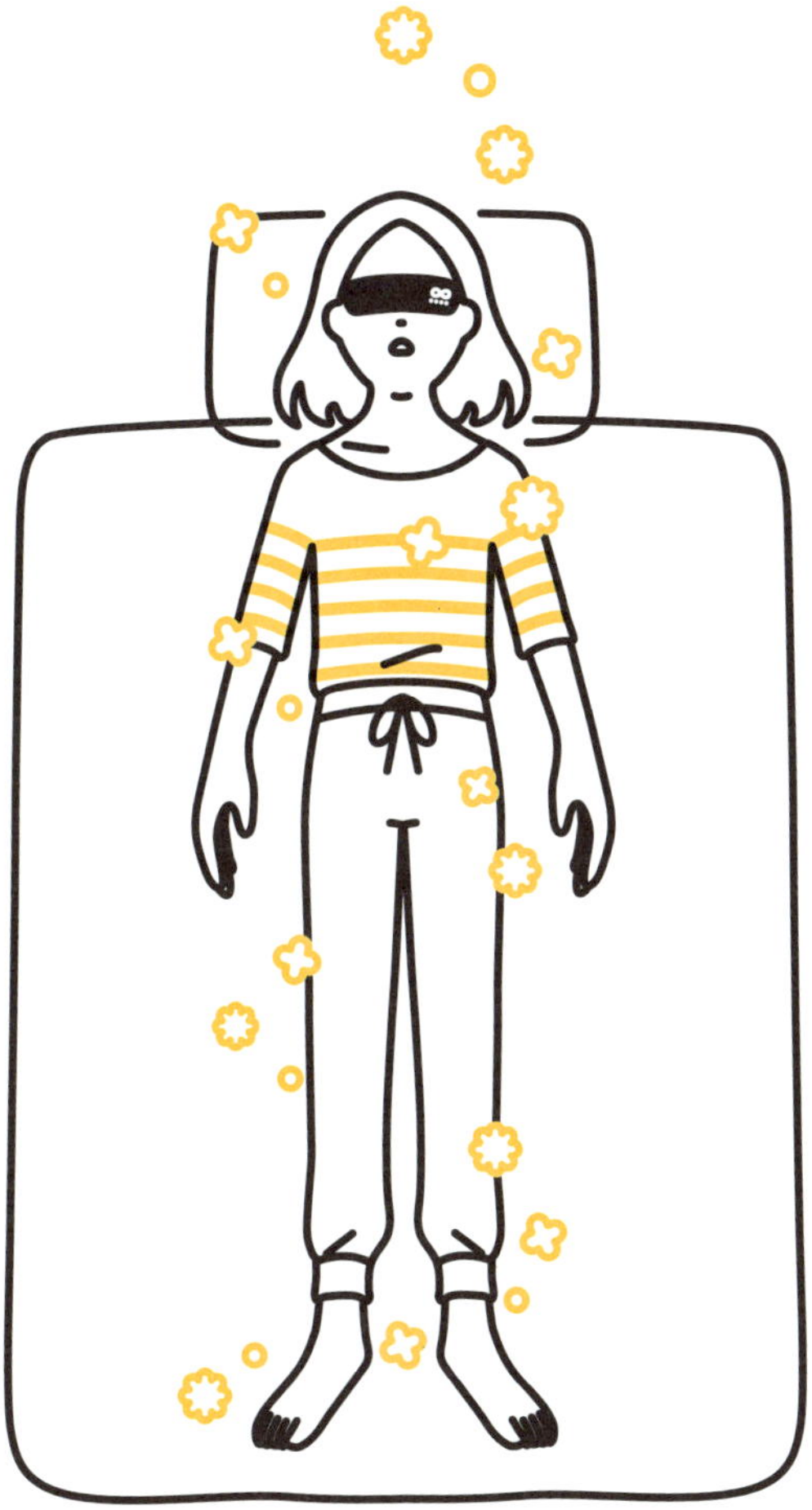

さっそく今日から試して、
身体と心の
すばらしい変化を
実感してみてください！

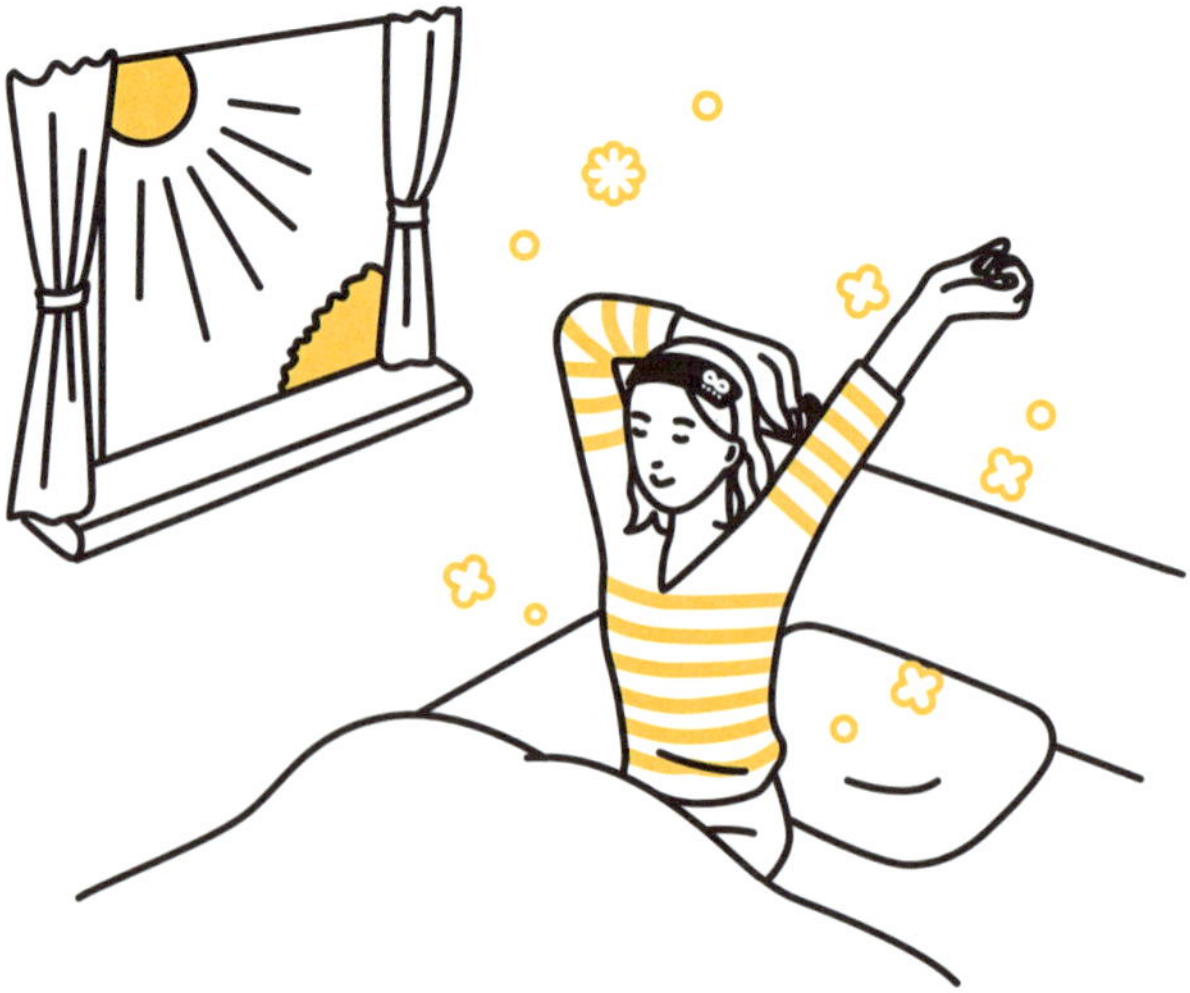

目を温めると
身体が自然に
よみがえる！

目次

CONTENTS

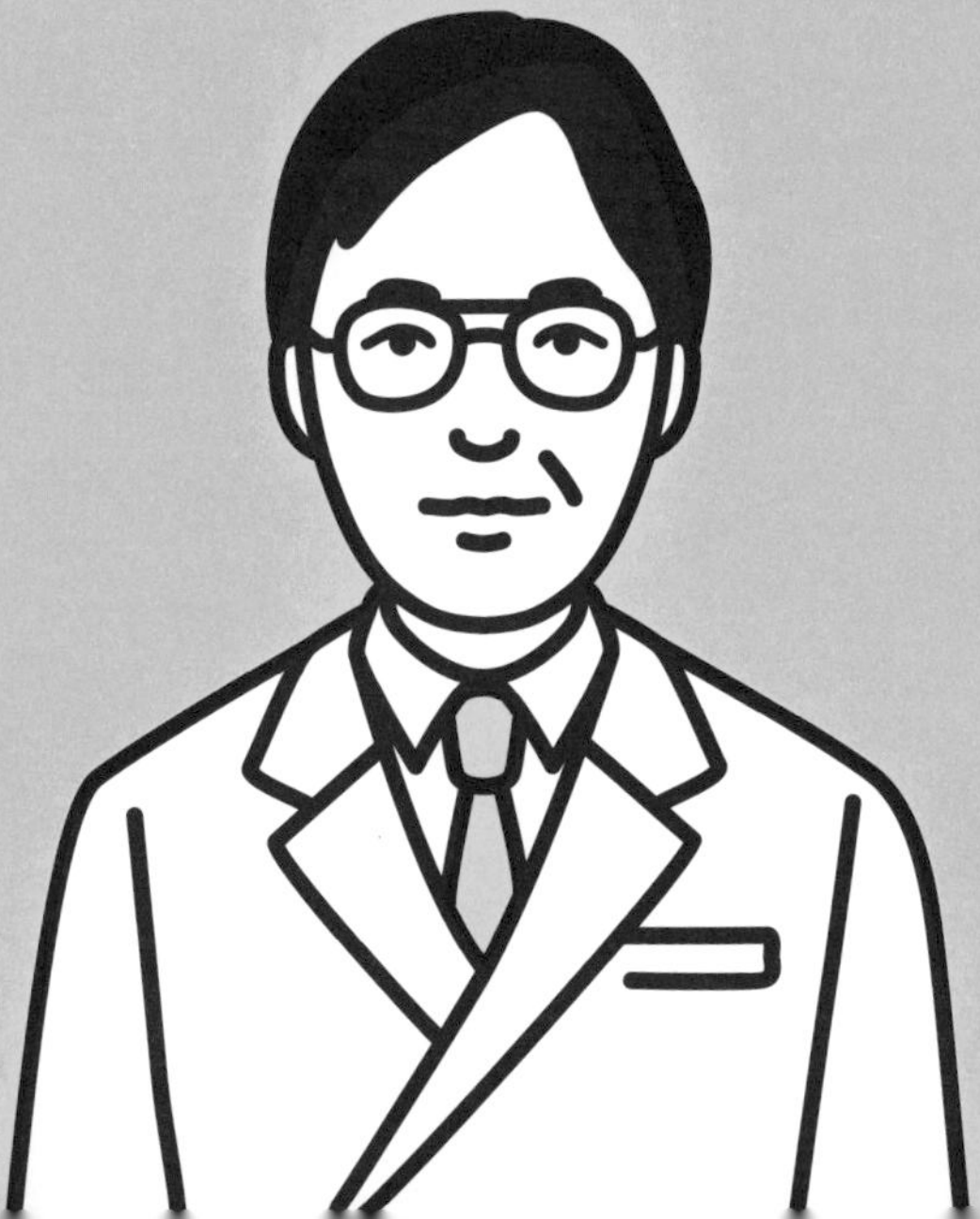

CONTENTS

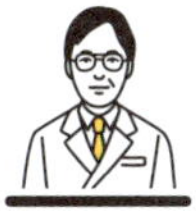

CHAPTER

4

目の疲れを取るツボと習慣

バイオラバー・アイマスク
使用上のご注意

ゴムの匂いがする

ゴム製品のため、特有の匂いがします。匂いは使用過程で多少薄れていくものですが、匂いが苦手な方はアイマスクと目の間にティッシュやガーゼをはさんでください。

ゴムひもがきつい

眼球が圧迫されるように感じる方は、以下の方法をお試しください。

・ゴムひもをかける位置を変える。
・こめかみとゴムひもの間にコットンパフやティッシュをはさむ。
・何度か軽く手で引っ張って、ゴムひも自体をゆるませる。
・それでもきつく感じる場合は、別のゴムひもを継ぎ足す。

温かさ（熱）を感じられない

バイオラバー本体が温かく（熱く）なることはありません。バイオラバーが反射する赤外線を、身体が受けることによって、ゆるやかな体温上昇を感じることができます。

暑くて汗をかいて不快

アイマスクと目の間にティッシュやガーゼなどをはさんでください。また、血行が良くなることにより、目の周囲にかゆみの症状が出る場合もございます。その際は使用をお控えください。

寝ている間に外れる

アイマスクの性質上、寝ている間に外れることはありますが、朝まで装着し続けなくても（数分間の装着でも）温感効果は得られます。

※効果は個人差がございます。ご了承ください。

CHAPTER
1

はじめよう！
温感アイマスク式
健康法

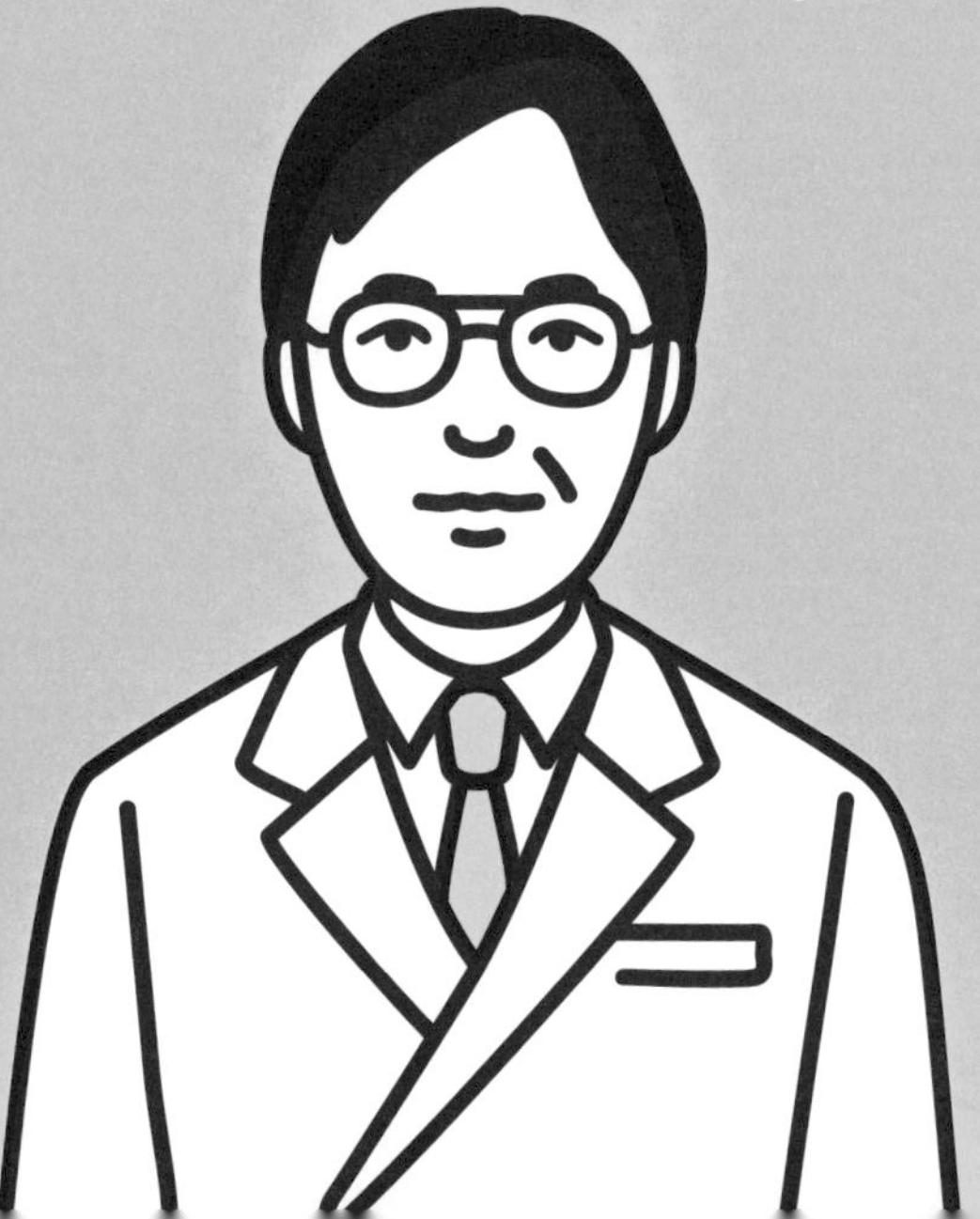

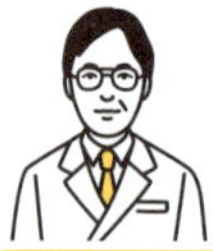

「気持ちのいい生活」のはじまりは〝しつこい目の緊張〟を解くことから

寝てもなかなか取れない疲れ。

あなたはどんなふうにして、付き合っていますか。

マッサージに行きますか？　栄養ドリンクを飲みますか？　家でのんびり過ごしますか？　それよりももっとシンプルに、もっと簡単に、疲れを取る方法があります。

それが**「目を休ませる」**ということ。

え？　たったそれだけ？　と思う人がいるかもしれません。

でもじつは、私たちの目はとっても疲れているのです。

私たちは全身が疲れているのに（いやむしろ疲れているときこそ）、電車の中でスマートフォンを見続けたり、家でテレビを見続けたりして、目だけは使い続けます。

目は朝起きてから、夜眠るまで働かされています。

それでも**〝目〟はガマン強い**ものだから、私たちはこの、今、まさに感じている不調が、まさか目からきているとは、なかなか気づかせてもらえないのです。

おかげで私たちの目はますます毎日ハードワークをしいられて、ますます疲れて、カチカチになっています。

目が疲れてカチカチになっていると、身体も疲れていく一方です。

緊張が解けなくなってしまった目は、「緊張しろ」という指示を、全身にも送り続けてしまうからです。

目は〝がんばりモード〟になっている身体を、〝休息モード〟に切り替えるためのスイッチのようなもの。使い過ぎると、誤作動を起こすようになるのです。

でも大丈夫。

本書では、特殊なアイマスクを使った「自宅で簡単にできる目の回復法」を、わかりやすく解説しています。特にいま眼精疲労で悩んでいる方は、目を回復させるだけでも自然に身体のバランスが整い、気持ちのいい生活がやってくるはずです。

まさに幸せのための、目のケアとも言えます。

〝目〟を大事に使いながら、いつもの暮らしを見つめてみてください。リラックスした目はきっとあなたを笑顔にして、まわりの景色をやさしいものに変えてくれることでしょう。

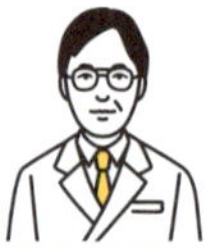

〝温感アイマスク式健康法〟は ほんとに簡単！

〝温感アイマスク式健康法〟は、私が長年研究してきた「眼精疲労からくる不調の改善法」から、本当に大切なポイントだけを残して、ご家庭でも実践できるように簡略化したものです。

ケアで大切なことは、無理なく続けられること。そして無理なく続けるには、「手間がかからない」「お金がかからない」「時間がかからない」ことが大事だと思っています。

手間もお金も時間もかけずに、身体と心がよみがえるはずなんてない。

医者である私自身、そう信じていました。

ですが山本化学工業の〝バイオラバー〟という素材と出合えたことにより、「そんな都合のいい話があるんだ！」と考えを改めました。

理由はこのあと説明しますが、長年悩まされてきた「プチ不調」とのつき合い方が、大きく変わる人が増えるのではないかと思います。

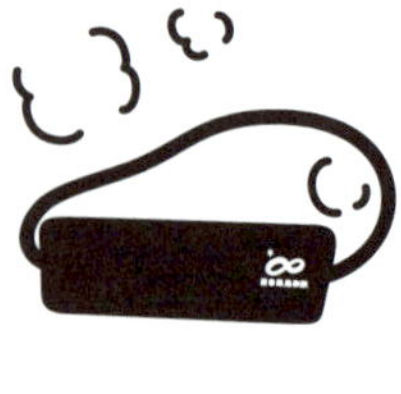

〝温感アイマスク式健康法〟の優れた点

1、手間がかからない

良いと思った健康法でも、結局「面倒くさい」と長続きしません。かといって、面倒くさいのにイヤイヤ続けても、かえってストレスがたまり、いいことはありません。〝温感アイマスク式健康法〟ならば、がんばらずに、習慣にできます。

2、お金がかからない

不調を感じるたびに、整体やマッサージに行ったり、健康器具を買ったり、漢方や栄養ドリンクを飲んだりするのも良いですが、健康のために一生お金をかけ続けるのでしょうか。バイオラバー・アイマスクは破損しないかぎり、半永久的に使えるので余計なお金がかかりません。

3、時間がかからない

基本的には、寝るときにアイマスクを装着するだけで効果は十分。睡眠中に「勝手に改善」させるものなので、忙しい毎日の中で、余計な時間を使うことはありません。体験者の中にはむしろ眠りの質が向上し、「一日の活動時間が長くなった」という方もいます。

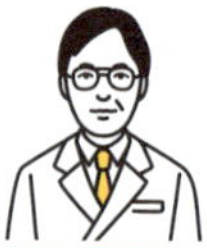

「なんとなく不調」の最大の正体

あらためて申し上げますが、この本がめざしているのは、あなたの目の疲れを一時的に緩和することではなく、**目の疲れを根本から改善することによって、「原因を特定しにくいあらゆる不調」を無くすこと**です。

イライラしたり、不安を感じたりしがち。目覚めたときに身体がだるい。肩や首がつねにこっている。夕方になると頭がぼんやりして回らなくなる。胃がムカムカしやすい。いくら寝ても、眠気が取れない。なかなか「スッキリ！」した感覚を得られない。

そんな身体の不調に悩まされていても、「疲れているからだろう」と思い、お酒を飲んだり、家でだらだら過ごしたり、なにか他のことで気をまぎらわせている人が多いようです。

でもあなたがパソコンやスマートフォンなどの「画面が光るもの」を日常的に使っているならば、それらの不調はもしかすると、〝目〟が引き起こしているのかもしれません。

私たちは最近、朝起きてから、夜眠るまで、つねに目から「光る情報」を吸収しています。

仕事をしている人ならば一日中パソコンと向き合っているかもしれません。スマートフォンを持つ人ならば移動中も待ち時間も、暇さえあればいじっているかもしれません。夜遅くまでテレビを見続けている人もいるでしょうし、携帯ゲームが好きで日課になっている人もいるでしょう。

いまは〝紙〟が主流だった時代とは違います。書類や手紙、新聞、本や雑誌、広告ポスターにいたるまで、どんどん電子化しています。銀行や駅、レストランなどの操作機器もどんどんタッチパネル化しています。つまり職場でも家庭でも街中でも、私たちは一日中、発光するなにかを目にし続けているのです。もちろん人類の歴史上、はじめてのことですが、**光るものを見続けるというのは、目にとっては非常に過酷なこと**です。

まわりの人を見渡してみてください。

こんな顔になっていませんか。

別に怒っているわけではないのですが、目が疲れきっているのです。

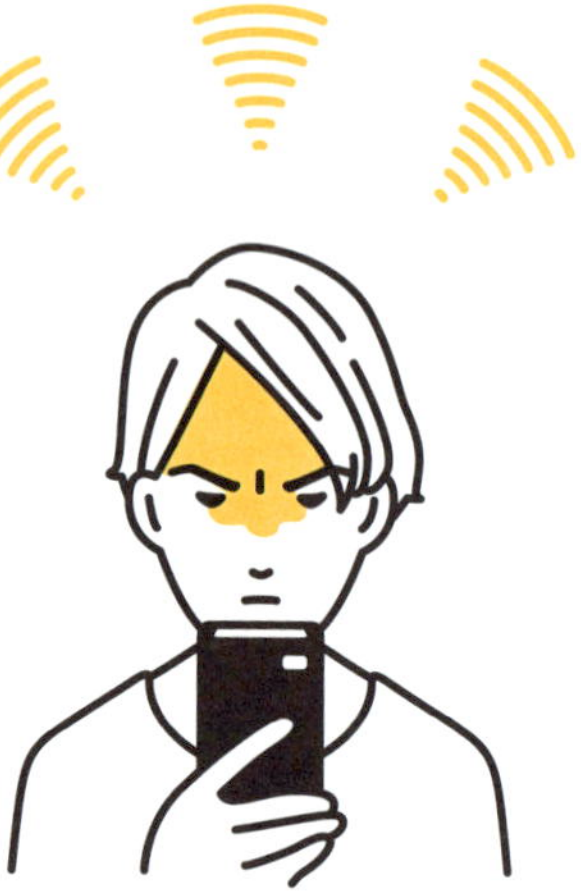

仕事で長時間パソコンと向き合っていたり、移動時間や待ち時間にスマートフォンを眺めつづけている人は、目のまわりの筋肉が緊張してかたくなっています。**目のまわりの筋肉がかたくなると、目のまわりの血流が悪くなり、目のまわりが冷えます。その状態では、交感神経が過剰に働いて、顔面から首の筋肉が緊張し、脳への血流が制限されてしまいます。**そんなふうに、交感神経が働きっぱなしになると、イライラしたり、疲れたり、不安になったり、のぼせたりすることがあります。眠りも浅くなりがちで、いくら眠ってもすっきりしません。

いまはスマートフォンやパソコンの急激な普及によって、起きている間、「画面」を見ている時間が一番長い、という人が急増しています。

ずっと画面を見つめている人は、たいてい同じ姿勢を保つことになります。まばたきもろくにしません。これが原因で目のまわりの筋肉が硬直し、自律神経を狂わせ、あらゆる不調を引き起こしているのです。

ただ、目からきている不調にもかかわらず、たいてい目そのものは急にしびれたり、痛くなったりすることはなく、せいぜい「目が乾く」「ごろごろする」「ショボショボする」、そんな程度です。我慢できるレベルの症状であるため、本人はなかなか意識ができないようです。でも**目の疲れは、本人の知らないうちに、確実にただの疲れ目とは違う困った症状に発展していきます。**

疲れが取れないのには、理由がある

〝目〟はものを見ます。

目はものを見ようとするとき、レンズの役目をしている水晶体を厚くしたり、薄くしたりすることで、ピントを調節しています。その作業をおこなっているのは、「毛《もう》様体筋《ようたいきん》」という小さな筋肉です。

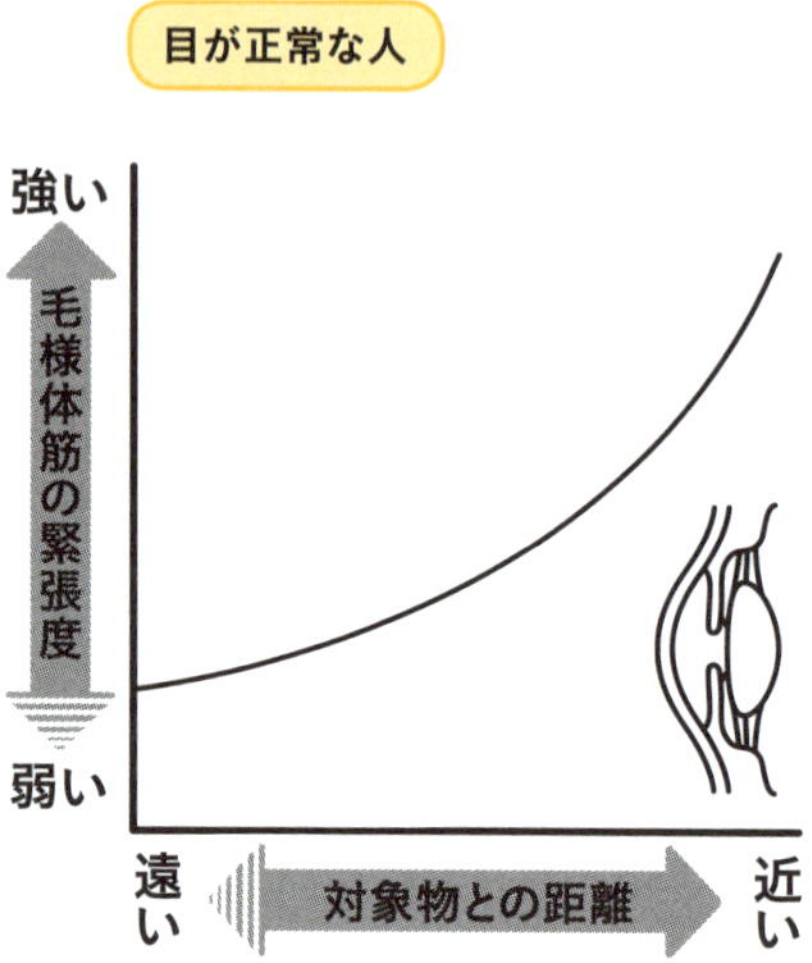

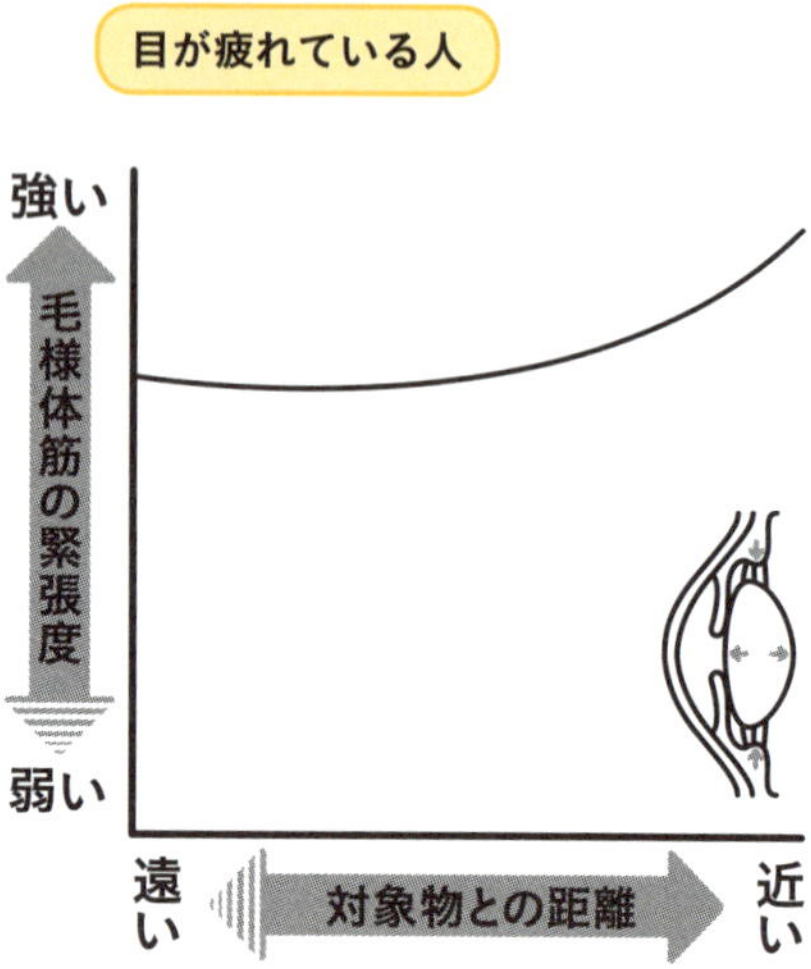

毛様体筋は、近くのものを見るときに、きゅっと縮まることによって、レンズとなる水晶体を厚くして、ピントを合わせます。「縮まる」ということは、「緊張する」ということです。

ですからスマホのゲームに夢中になっていたり、パソコンで集中的に作業をしているときなどは、眼球の位置を固定しているため、毛様体筋は緊張し続けることになります。

一方、遠くの景色に視点を移せば、毛様体筋はゆるみます。昔から「遠くの景色を眺めると目に良い」といわれますが、これは遠くを眺めていると毛様体筋がリラックスしてきて、ピントの調節力が回復するからです。

でも長時間、近くのものを見続けているとだんだん毛様体筋が固まってきて、遠くを見ても、毛様体筋が緊張を解けなくなってきます。これが〝疲れ目〟というものです。**〝疲れ目〟になると近くのものから、ぱっと遠くのものを見たときに、すぐにピントを合わせられなくなります。**また瞳の動きが鈍くなるので、光の量が多く入るようになり、少しの光でもまぶしく感じられるようになります。

この〝疲れ目〟の状態で、さらに近くのものばかり見続けていると、だんだん毛様体筋が縮まったままになります。つまり**こわばった状態のまま固定されてしまうのです。これが〝眼精疲労〟です。**

眼精疲労になるとどうなるのでしょうか。

自律神経という言葉を聞いたことはあるでしょうか。

自律神経とは、消化器や呼吸器、循環器などの活動をコントロールするために24時間働きつづけている神経で、興奮しているときに働く交感神経と、リラックスしているときに働く副交感神経とにわかれ、この2つの神経が、シーソーのようにバランスを取りながら、血圧や心拍数を上げたり下げたりしています。

このバランスが乱れると、身体にさまざまな不調が現われるのですが、目のまわりの細胞は、この自律神経に深くかかわっています。

視点を近距離で合わせたままにして、毛様体筋をこわばらせてしまうことにより、

「緊張しろ」という交感神経のスイッチが入りっぱなしになります。

その状態が続くと、目だけではなく全身に「頭が痛い」「肩がこる」「だるい」「胃が痛い」「イライラする」「集中できない」などの問題が起こってきます。

また眼精疲労によってストレスがたまり、交感神経が優位に働き続ければ、消化器系の機能も弱まり、胃の働きや腸の蠕動《ぜんどう》運動が悪くなります。ストレス性の胃潰瘍にもなります。

そういった不調を感じるたびに胃薬や頭痛薬を飲んだり、甘いモノを食べたり、お酒やタバコを吸ってごまかしている人もいます。もっと症状がひどくなると「気分が悪い」「夜、眠れない」などの症状を訴え、心療内科にかかる人もいます。こうなると軽いうつ症状だとも言えます。

でも、**もしもそれらの原因がすべて「〝目〟から」だとしたら**…いかがでしょうか。

もっと早く「毛様体筋を持続的にゆるめる」ことさえできていれば、長年あなたを悩ませていた不調がすんなり解決していたかもしれないのです。

なぜ「目」だと気づけないのか？

私は、日本では数少ない、眼精疲労と子どもの視力回復の専門医として、なるべくメガネやコンタクトなどの器具に頼ることなく、「その人の目の本来の状態」を取り戻すことを第一に考え、診療をおこなってきた眼科医です。

なぜ器具に頼らないかというと、一度器具を使いはじめると目は「良くなる機会」を失ってしまうからです。眼精疲労と子どもの視力回復のためにできることは等しく、毛様体筋の機能を上げること。つまり**眼精疲労を取る工夫をすれば、毛様体筋の機能が回復し、自律神経のバランスが整うだけではなく、視力も上がる**わけです。

ただ眼精疲労というものは、なかなか問題視されません。発見も患者さんの自覚症状に頼るところが大きいですし、眼科に行って目の疲れを訴えても、たいてい目薬を処方されて、「よく休むように」と助言されるだけだからです。

ですが私はただの眼科医ではなく、眼精疲労の専門医として、長年積極的に眼精疲労にかかわってきたおかげで、患者さんがあまり自覚していなくても、より多くの眼精疲労を発見し、治療することができました。

眼精疲労を治療すると、患者さんからは通常「視界が明るくなった」「文字が見やすくなった」という声をいただきます。それは、眼精疲労改善後の反応としては普通です。ですから私もあまり気にしていなかったのです。


ところがある時期から、患者さんから「目が〝軽く〟なった」という言葉を耳にするようになり、（おや？）と思いました。

とても印象的でした。

治療する前まで、その患者さんたちが「目が重い」という感覚を持っていたのかどうかは確認できませんが、結果として軽くなったのだとしたら…元々なにが重かったのでしょうか。

気になった私は、診察のときに眼球の表面や、眼球のまわりにある外眼筋《がいがんきん》を触るようにしました。

するとカチカチに固い人がいるのです。

ひどい人になると、まるでピンポン玉のようです。

たとえばあるシステムエンジニアの患者さんなどは、毎日10時間ほどモニターをにらみっぱなし、睡眠も3、4時間とのことで、そういう方は（よくぞここまで）と感心するほど目がカチカチになっていました。

眼精疲労がいつの間にか深刻化していたのです。

私が眼科医をはじめた頃にもパソコンは存在しましたが、それほど普及はしていませんでした。もちろん携帯電話もスマートフォンも存在しておらず、その頃の私の印象としては「年配の人ほど目が疲れている」というものでした。

元々、遠視の傾向がある人は、加齢とともに調節力が鈍り、視力が落ちやすくなります。そういう人が「目が疲れる」と当院を訪ねてくることが多かったように感じます。でもいま、特に目が疲れているのは20代と30代の方なのです。

現代人の多くが眼精疲労、またはその予備軍だといえます。

でも「眼精疲労」という言葉の響きはどこか軽い感じがして、多くの人は「ちょっと目が疲れている状態」くらいにしかとらえていないのではないでしょうか。とんでもありません。**眼精疲労は怖いものです。放置していれば、身体はいつまでも体まらず、体調はどんどん悪化していきます。**

仕事や趣味、人づきあいなど、あらゆることに対するやる気がなくなっていきます。

軽いうつ状態にもなります。軽いうつ状態になると、快調なときと、うつっぽいときと、そのボーダーを行ったり来たりするので厄介です。

「今の仕事は向いてないのかも」と悩んだり、心療内科に行ってクスリをもらったり、お酒やギャンブルで気をまぎらわせたりしながら、我慢するようになる人もいるでしょう。

軽いうつ状態になっている、その原因が、まさか眼精疲労にあるとは、気づけない人が多いのです。

事実、当院に初診でやってくる患者さんの中には、「心療内科にも通っている」という人がいます。また別の患者さんに、眼精疲労がひどくなってうつ状態になり、休職している人もいました。

この方は眼精疲労が原因だとわからず、慢性的なうつ症状に悩まされていたため、まず脳外科に行き、内科に行き、心療内科に行き、そこでようやく「眼精疲労かもしれない」と言われて、当院にやってきました。

眼精疲労を治したくて当院にやってきたのではなく、軽いうつを治す方法を探し続けた結果、ようやく「眼精疲労」というキーワードにたどり着いたというのです。

最初から「目からきている症状かもしれない」と気づいてさえいれば、余計な時間も費用もかけず、不安も抱かずに済んだのにと思います。

どうすれば目の疲れが取れるのか？

なんとなく不調だ。なんか病気っぽい。

そう思って、内科や心療内科で診てもらっても、なかなか原因が特定できず病名がつかない。

結局、気のせいなんじゃないかと思い直して、我慢し続けている。

そんな人が世の中にはごまんといます。

特に若い世代にうつ症状の人が増えているのは、スマートフォンやパソコンなど、あらゆる端末を一日中使い続けているからかもしれません。

画面から発せられる強い光を浴びながら、長時間、近くのものにピントを合わせる習慣が、目にストレスを与えていることは間違いないでしょう。

でも大丈夫です。

緊張してかたくなった目の筋肉も、寝る前のストレッチと同じように、毎日ケアしてあげれば次第に柔軟性を取り戻していきます。

中でも**「目のまわりを温める」のが一番効果的**です。
目のまわりを温めれば、毛様体筋がゆるんで、血流がよくなり、自律神経が整って、ホルモン分泌が促され、「ふだん通りの平穏な気持ち」に戻っていきます。目の緊張を落ち着かせることによって、身体も休息モードに入っていくのです。

ではどうすれば目のまわりを温めることができるのでしょうか。

市販のカイロや、蒸しタオルを使って温める方法もあります。ところが短時間で急に温めてしまうと、カイロや蒸しタオルの効果がなくなった後、反動で冷え、目の筋肉がこわばってしまうこともあります。かといって、冷たくなるたびに新しいものと取り換えるというのは大変で、あまり現実的ではないでしょう。

大事なのはゆっくりと長時間かけて、じんわり温め続けることです。

そんな理由からこの本に付属している、バイオラバー素材を使ったアイマスクがお役に立つはずです。このアイマスクは、ただ着けるだけで、あなた自身から発せられている赤外線を反射して、じんわり目を温めてくれるからです。

準備も電源も必要なし。洗うこともできるので、半永久的に使えます。皮膚アレル

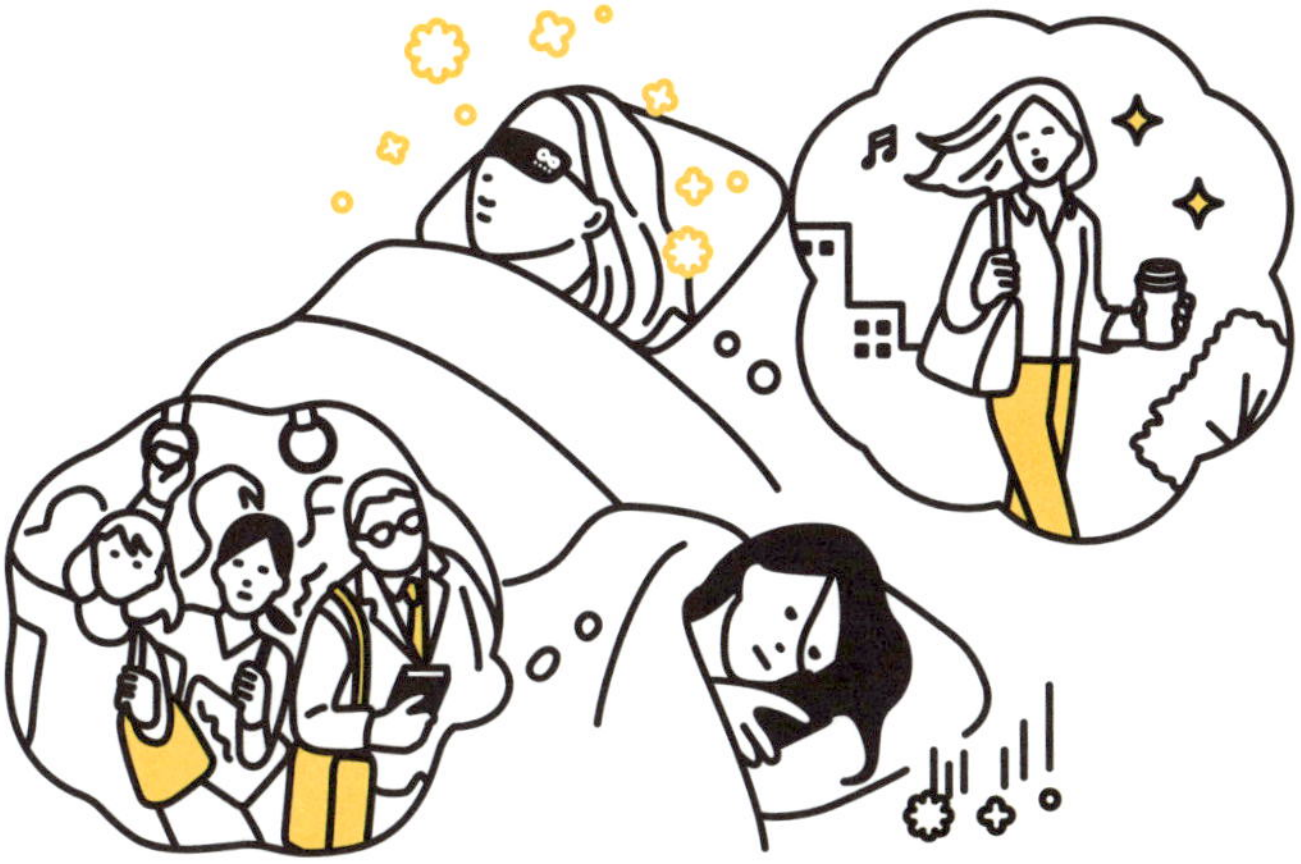

ギーの心配もありません。

このアイマスクを使って、目のまわりをひと晩中ゆっくり温めれば、次の朝は気分が爽快になっているはずです。

目のこわばりは時間をかけて温めたり、使い方を工夫したり、ストレッチをしたりすることで、改善できます。

年齢が一歳でも若いほど、元に戻る可能性が高いのです。

日本中の人たちが一刻も早く目の疲れに気づいて、目のケアを習慣にして、身体の内側から元気になってくれたら、眼精疲労の専門医としてこれ以上の喜びはありません。

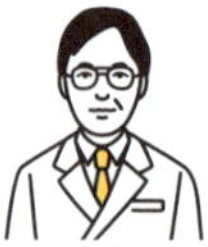

目を温めると、なぜいいのか？

1、目を温めれば、もっと深く眠れるようになるから

目のまわりを、固く絞ったタオルで冷やすのは気持ちいいですよね。ひんやりと冷たい感触は、疲れ目からくるだるさをシャキッとさせてくれます。真夏に喫茶店で出された冷たいおしぼりで、火照ったまぶたを冷やすことを楽しみにしている人もいるかもしれません。

ですがそれは**一時的な気持ち良さ**です。むしろ逆効果かもしれません。毛様体筋は冷やすことによって緊張し、血のめぐりが悪くなるからです。

目の筋肉に溜まった疲労物質を排出するには、目のまわりの血行を良くすることが必要です。

市販のホットアイマスクで温める方法、もしくは蒸しタオルを使う方法もあります。固く絞ったタオルを、電子レンジで1分加熱。やけどしない程度に冷ました後、まぶたの上に2分間のせます。そうすることで涙の分泌がうながされ、目やまぶたに溜まった疲労物質が流れ、精神的なリラックス効果も得られます。でも、ただ温めるだけでは完全ではありません。ほんの数分、目を温めてその直後は気持ちよくても、冷えれば毛様体筋は元の状態に戻ります。リバウンドでより一層冷えてしまうこともあります。

本当は**なるべくゆるやかに、保温効果を維持できることが、目にとってはのぞましい**のです。

そこで眼科医の私が考案し、医療機器メーカーの山本化学工業が開発したのが、この本に付属しているバイオラバー・アイマスクです。

この**バイオラバー・アイマスクは、持続した温熱効果をもたらすことができるからいい**のです。

日中、起きて活動しているときに目を温めることは難しいので、寝ているときに装着できるアイマスクがベストなのです。

自律神経のバランスを整えるには、深くて長い睡眠が不可欠です。「時計が一切ない場所で、人を生活させる」という実験が行われました。するとある人は1日を20時間で過ごし、ある人は1日を30時間で過ごしたそうです。

この実験の興味深いところは、みんな起きている時間の3分の1を睡眠時間にあてていたということです。**人は生理学的に、1日の3分の1の睡眠を欲する**のです。

この実験から考えると本当は8時間程度の睡眠が理想なのですが、それより短い時間だったとしても「継続して、起きずに寝られる」ことが大事です。バイオラバー・アイマスクを装着して眠ると、同じ睡眠時間でも眠りが深くなり、途中で目覚めにくくなるので、疲労の取れ方も違います。

2、目を温めれば、視力も上がるから

文部科学省の平成27年度学校保健統計によると、裸眼視力が1・0未満の子どもの割合が幼稚園で26・82％、小学校で30・97％、中学校で54・05％、高校で63・79％。視力の低下は各段階で増加の傾向が続いているそうです。

「目が悪い」というのはどういうことでしょうか。

遠くのものが見えにくくなっているのが近視、近くのものが見えにくくなっているのが遠視または老眼ですが、どちらも原理は同じです。

なぜ目は悪くなるのかといえば、ピント調節機能が正しく働かなくなるからです。

そしてピント調節機能がうまく働かなくなる一番の原因は、水晶体を調節している毛様体筋がこわばっていることです。

毛様体筋がこわばるのは、眼精疲労になることによって、目のまわりに乳酸が溜まり、目が酸欠状態になるからです。

こわばった毛様体筋は血管や神経を圧迫し、血流や神経伝達を悪くして、目をますます酸素不足にしていきます。この悪循環が、視力低下を招きます。

ですから、反対のことをすればいいのです。

つまり血流が悪くなると目のまわりが冷えてくるのですが、目はいくら冷えても、眼球をつねに外気にさらしていますし、お風呂に入ってもお湯に浸かることはないので、なかなか温まる機会にめぐまれません。

そこで意図的に目のまわりを温め、血流を良くすることにより、目に酸素が供給されるようにします。すると毛様体筋が柔軟性を取り戻し、視力がデフォルト（本来の状態）に戻りやすくなります。同じ理由で、酸素カプセルに入るだけでも、視力がデフォルトに戻りやすくなります。

本書でご紹介するやり方で、日常的に目のまわりの筋肉をほぐし、血流と神経伝達を良くしていれば、誰でも目をデフォルトに近づけていくことができます。

私の病院を訪れる患者さんたちも、目を温めて毛様体筋をほぐすだけで、「前より見えるようになった」とおっしゃいます。実際、測定すれば0・2くらい視力が回復しています。

つまり視力が0・5付近の人でメガネ矯正するべきか迷っている人であれば、日常生活に支障のないレベルである0・7くらいまで回復するということです。

目の疲れが本当にひどい人であれば、ひと晩のケアでも視力はかなり回復するはずです。

3、目を温めれば、思考もクリアになるから

視力と、思考力には密接な関係性があります。

頭の中には一次視覚野、二次、三次…とありますが、**視覚野というものは脳の深い部分で、思考回路とつながっています。**

網膜は視神経を通して脳中枢へと信号を伝達します。脳と似たような組織です。

網膜に結んだ像を、脳に情報として伝える。

私たちはそうやってものを見ています。実際は目ではなく、脳でものを見ているのです（だから網膜の像の異常は、自律神経に悪影響を与えます）。

つまり思考回路をちゃんと働かせるには、目の機能もちゃんと働かせる必要があるのです。

対象物に目のピントを合わせる、目を凝らすという働きを、毛様体筋にさせているのは脳ですが、頭がぼんやりしているときは、目のピントも調節できません。

反対に目のピント調節ができていないと、頭も働きにくくなります。

実際、私は学校医として多くのお子さんを診ていますが、**視力の上下は学校の成績にも影響している**ようです。

視力の良いお子さんの成績が必ず優秀だとは限りませんが、以前よりも見えるようになることで、成績が上がるお子さんは少なくありません。

前述のとおり眼精疲労を改善して、デフォルトに戻るにつれて、視力も上がります。

ふだん視力が0・8だった人が、毛様体筋をリラックスさせると1・0になることがあります。

これは目が良くなったわけではなく、デフォルトが1・0だったということです。

ものがハッキリ見えるようになると、視覚を通じて脳に伝わる刺激の量が増えることになります。それだけ脳が活性化します。特に子どもの頃は、その傾向が強いようです。もちろん視力は運動能力にもかかわってきます。

次の行動を考えて、その行動に移ることにも、少なからず目のピント調節が影響しています。

今よりも行動力をつけるためには、がんばって決心をしたり、習慣を変えたりするよりも、目の筋肉をゆるめる方が早いかもしれませんね。

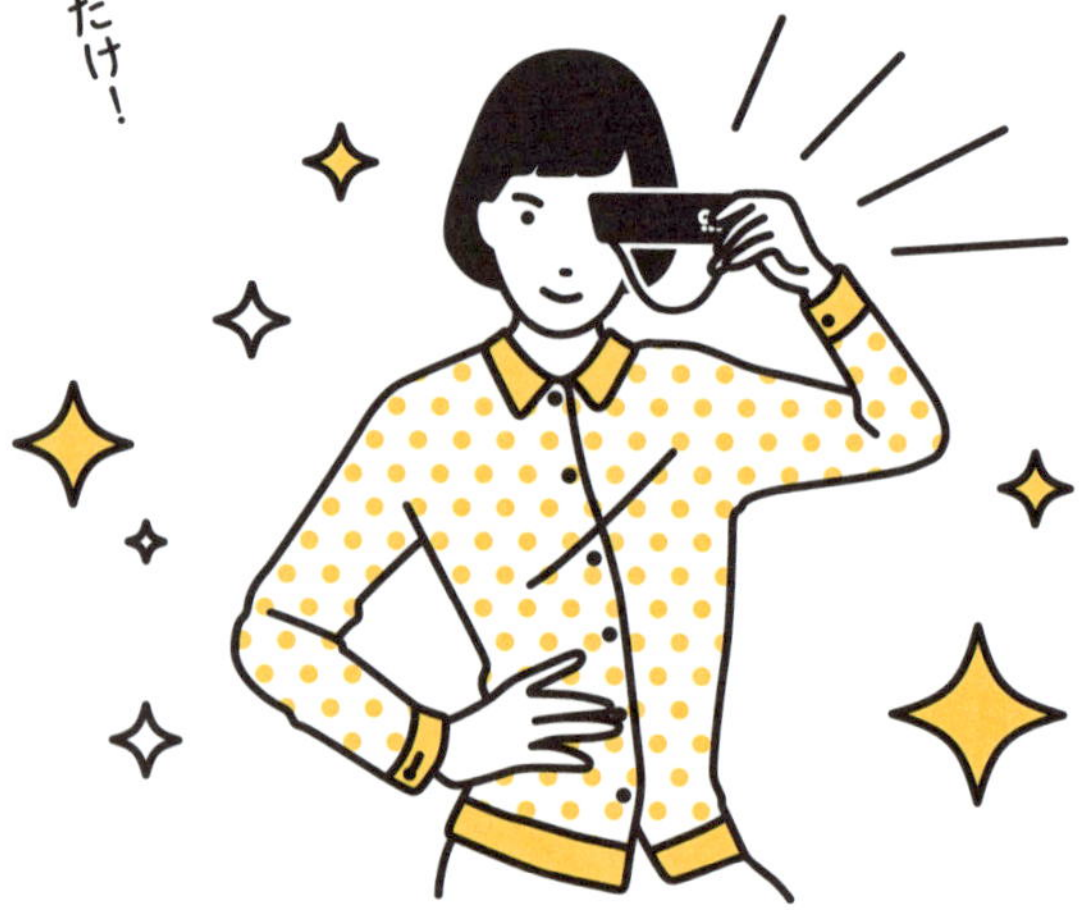

CHAPTER

2

魔法の温感アイマスク基本編

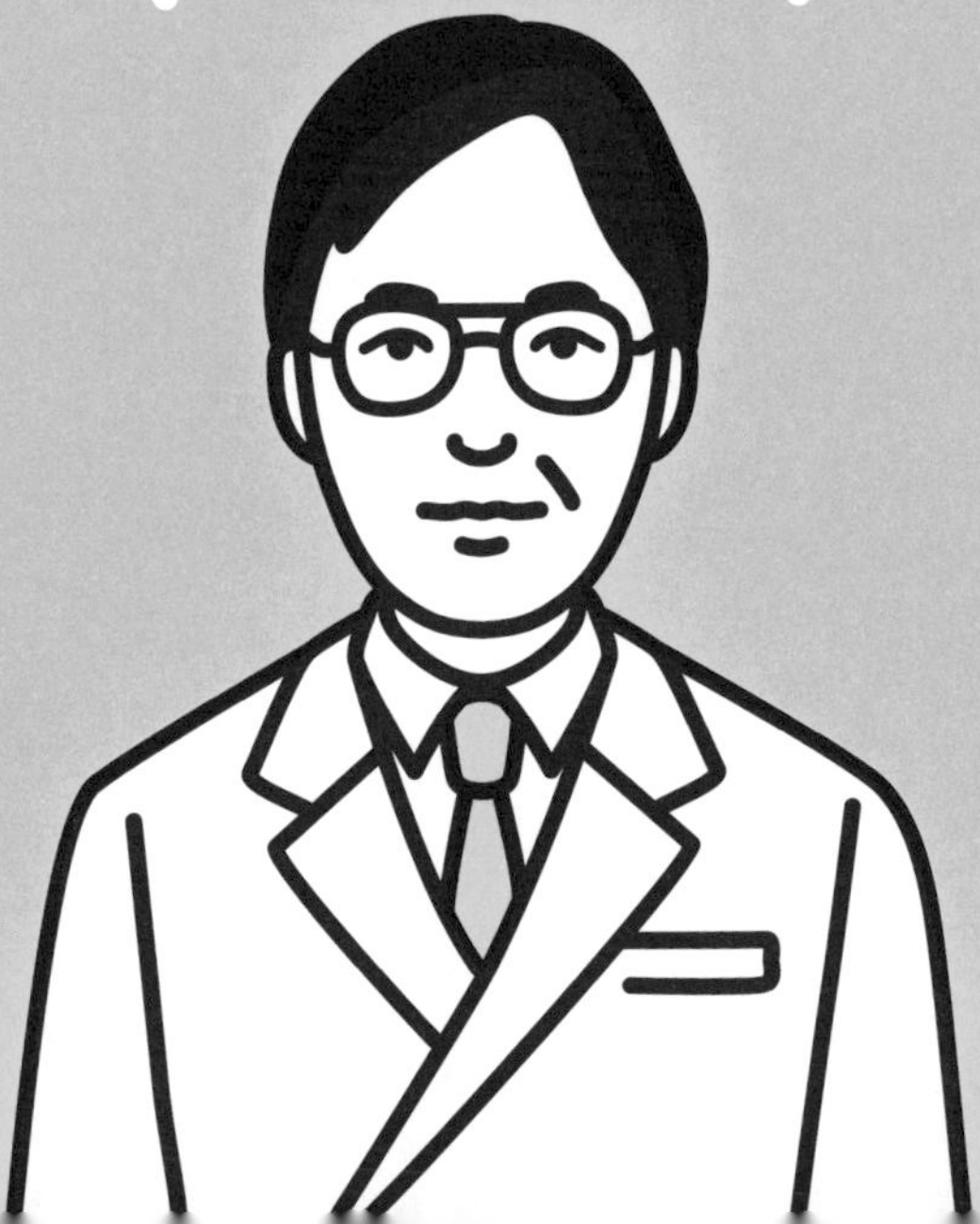

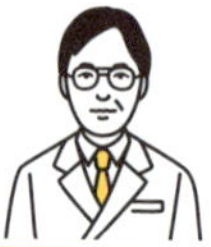

バイオラバー・アイマスクのなにがすごいのか？

「つけて、寝るだけ」だから、面倒くさがりやの人でも続けられる

目のまわりを温めると、毛様体筋がゆるみ、眼精疲労が取れる。

その結果、自律神経が整い、深く眠ることができる。頭痛や肩こり、視力も回復する。

これまでの説明で、以上のことはご理解いただけたかと思います。

そしてわざわざ目を温めるのは面倒くさいという人も、付属のバイオラバー・アイマスクをつけて寝るだけでいいので簡単です。

では、このバイオラバー・アイマスクとは一体どんなものなのか？

ご紹介させてください。


平成20年の北京オリンピックのとき、競泳で「高速水着」がブームになり、多くの選手が大幅に記録を更新しました。

その高速水着の一つには、バイオラバー・スイムという素材が使われていました。水分子をつかむ素材表面の気泡の様子がたこ焼きのように見えたため、「たこ焼きラバー」と呼ばれ、広く注目を集めました。

このたこ焼きラバーを作った山本化学工業は、元々トライアスロンスーツの世界的シェアを誇る会社で、バイオラバーはそのトライアスロンスーツの素材を応用したものです。

新潟県の黒姫山で採れる純度の高い石灰石を主成分とした合成ゴムに、貴金属化合物や炭素を配合した素材で、独立したハチの巣状の構造になっており、無数のミクロのつぶつぶがあります。このつぶつぶによって、空気の層がごくごく小さく区切られ、空気が対流しにくくなり、断熱効果が高まります。**この独特な素材と構造によって、バイオラバーは太陽が発する赤外線と人体から発せられる赤外線を吸収し、増幅放射して、体内ですぐれた温熱作用をもたらすのです。**

バイオラバーを使ったベストやベルトは、血流を高め、肩こりや腰痛を防止するものとして、世界中のアスリートや経営者たちに愛用されています。

その特性に着目した私は、山本化学工業と共同でバイオラバーを使ったアイマスクを開発することにいたしました。

熱源は人の身体、つまり体温でいいのです。

このアイマスクを装着すると、装着後3分で目のまわりの体温が約1℃上がり、1時間経過すると約1・3℃高い状態で保温します（温度は個人差があります）。

（たった1℃だけ？）と思われる人がいるかもしれませんが、1℃で十分なのです。たとえば風邪をひいて熱を出したときを考えてください。1℃は体温の上昇としては大きいものでしょう。

目のまわりの温度が上がっているということは、目のまわりの血流がよくなり、疲労物質が流されているということです。併せて自律神経のバランスも改善します。

アイマスク装着後の温度変化

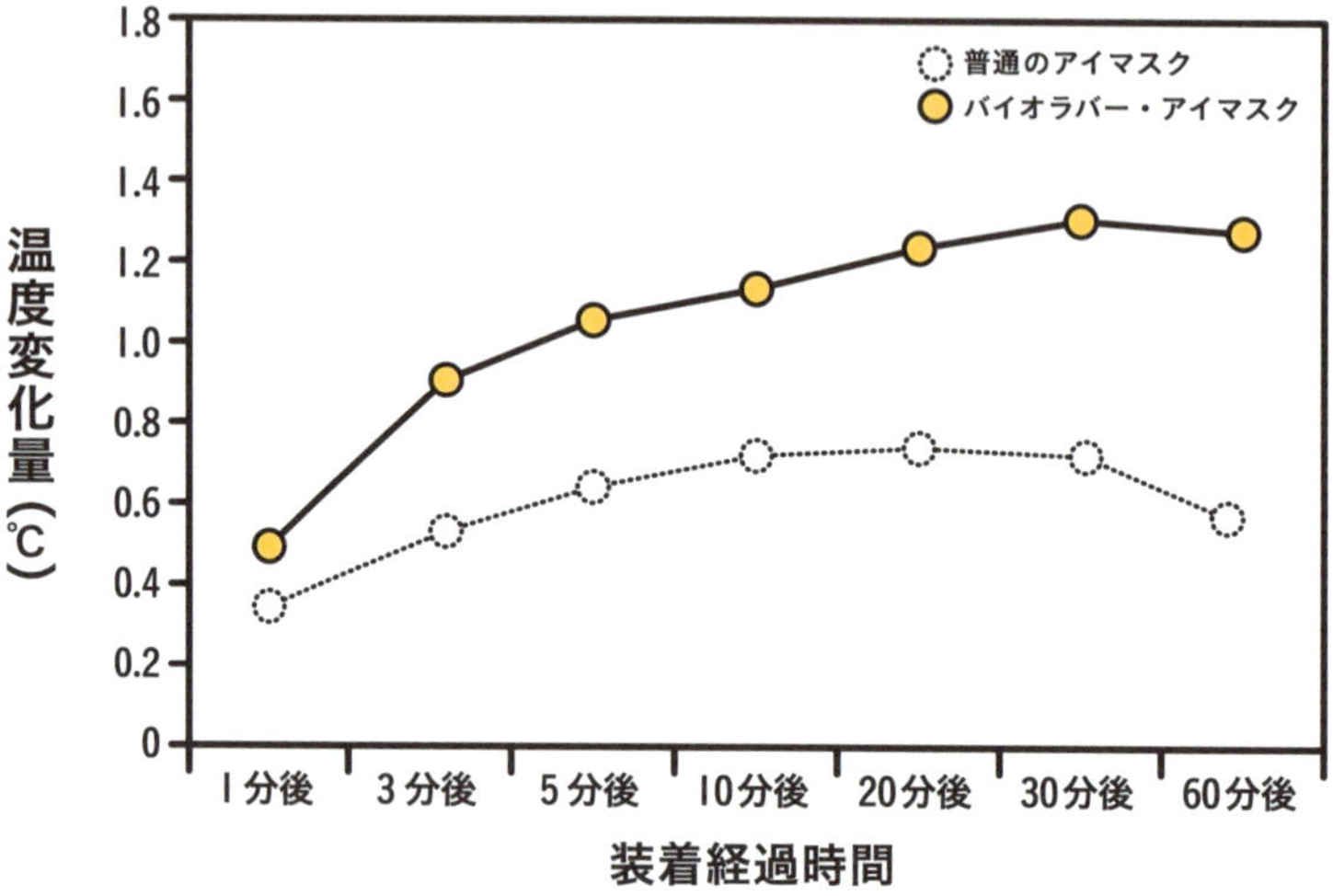

自律神経バランス（被験者…30歳女性）

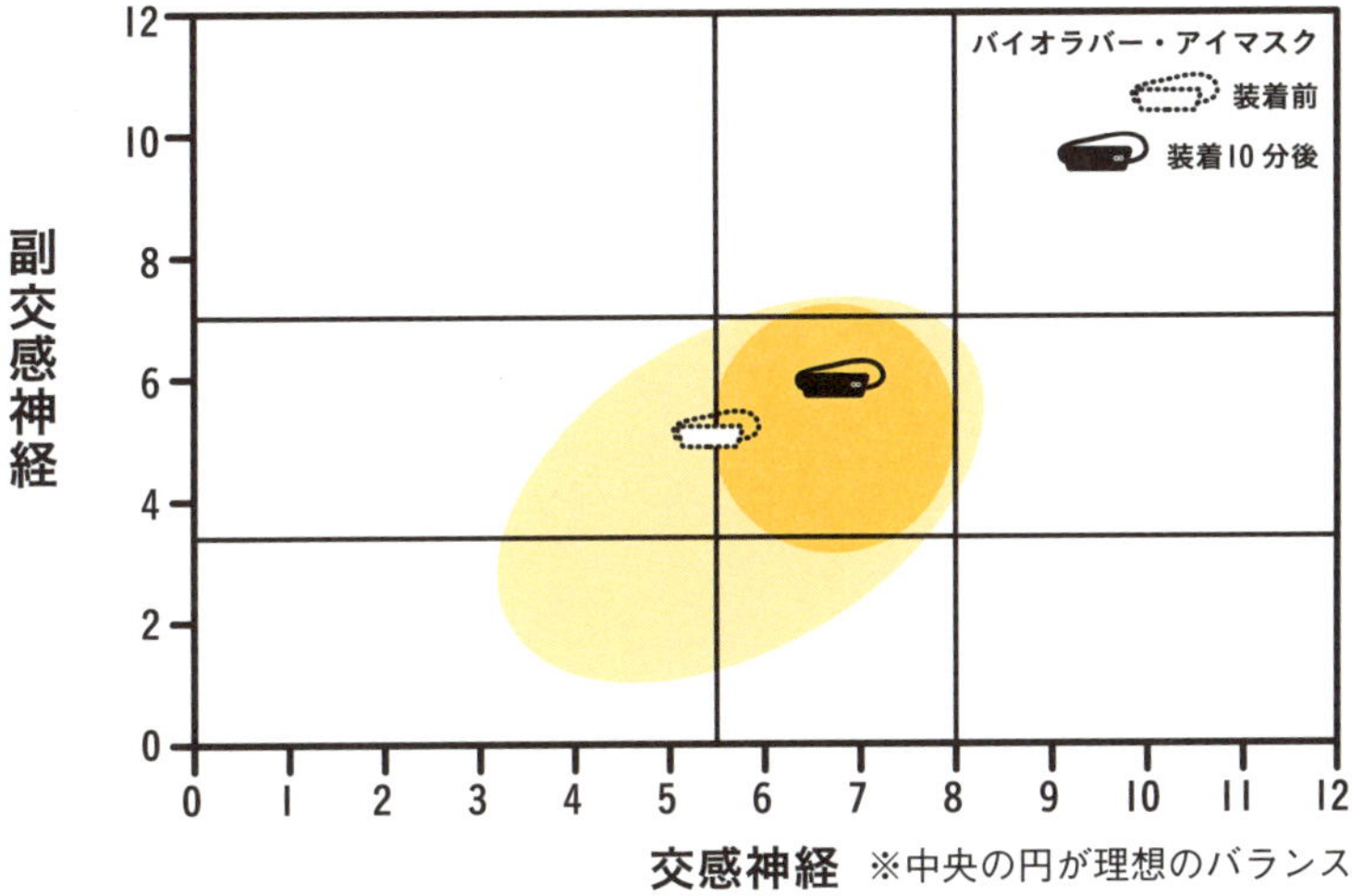

※中央の円が理想のバランス範囲

目のまわりの体温を上げるといい、と言うと「だったら目にカイロを貼ればいいのではないか」と指摘されることがあります。

たしかにそうすることでも体温は上がるでしょう。でもカイロを外せば、元に戻ってしまいます。自律神経が働くからです。自律神経は体温を一定に保とうとします。カイロなどを使って直接温めると平熱以上に上昇しますが、自律神経が発汗作用などで体温を下げようとするので、カイロを外せばリバウンドでより冷える可能性があります。かといって、カイロで温め続ければ低温やけどなどを起こす危険もあります。

バイオラバー製のアイマスクによる温めは、**「加熱」ではなく「心地よい刺激」だ**

から良いのです。

このバイオラバー製のアイマスクについて、日本臨床眼科学会という学会において、私はいくつかの実験結果を発表しました。

まず目のピント調節機能の回復効果です。

実験では、利き目（無意識によく使っている方の目）に度のきつい近視用のメガネをかけてもらい、被験者たちの「目の疲れ」を誘発しました。

その状態でパソコン作業を30分間行ってもらった後、被験者を2つのグループに分けます。片方のグループには普通のアイマスクを、もう片方のグループにはバイオラバー製のものを装着して、20分間休憩してもらい、2グループの違いを確かめました。

「調節反応量」は、普通のアイマスクでは変化がありませんでしたが、バイオラバー製のものでは0・4ポイントほど上昇しました。これは毛様体筋の疲れが回復し、目のピントが合わせやすくなったことを意味します。

また「毛様体筋の緊張度」は普通のアイマスクをつけると2ポイントほど上がった

調節反応量の変化

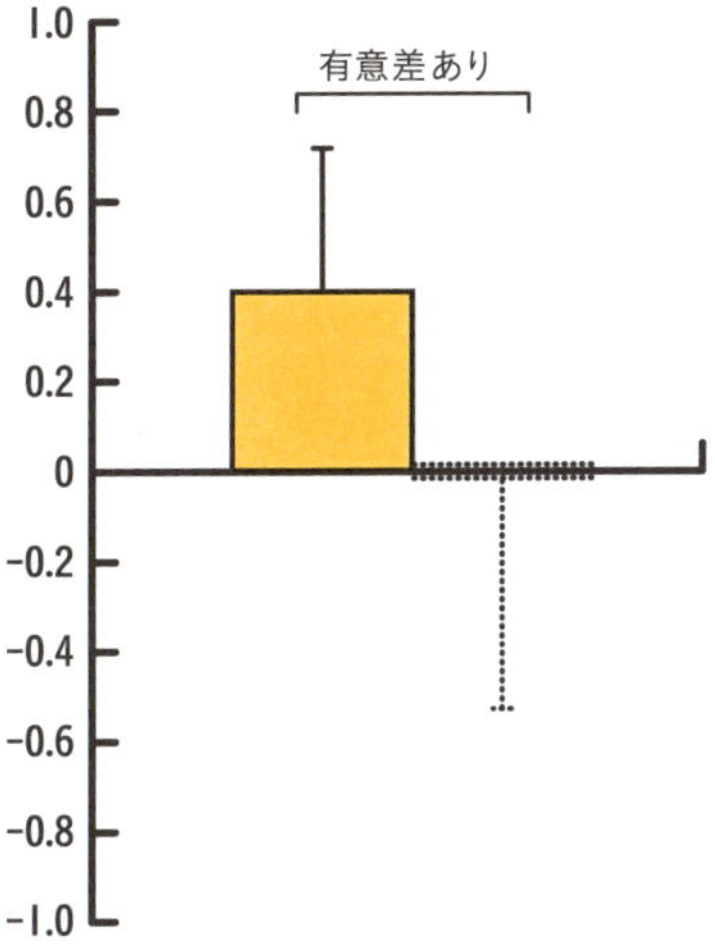

毛様体筋の緊張度の変化

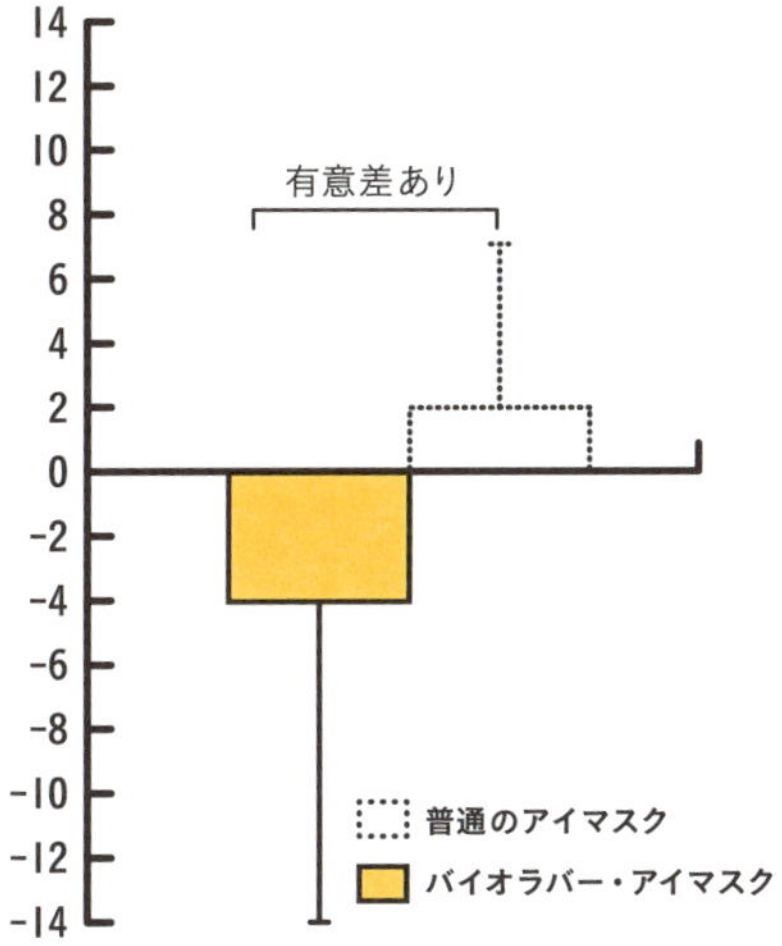

のに対し、バイオラバー製では4ポイントほど下がりました。普通のアイマスクをつけると毛様体筋はかえって緊張するようですが、バイオラバー製では弛緩する傾向が見られました。

また毎日長時間パソコン作業を行っている35歳の女性に、バイオラバー・アイマスクを使った実験に協力してもらいました。

この方は実験前、**毎日夕方になるとまぶたが重くなり、押すと鈍い痛みがあり、遠くを見ると景色がぼやけて見えていた**そうです。また**目はつねに充血し、乾燥し、首や肩のこりもあり、夜はあまりよく眠れない**と回答していました。それでも眼科に通院したことはないとのこと。

そんな彼女にふだんと同じように生活を

送ってもらい、夜、バイオラバー・アイマスクを装着して眠ってもらいました。バイオラバー・アイマスクは装着したまま安全に眠ることができます。

すると**翌朝に被験者の女性から「すっきりしました」**という連絡が。その後も毎晩装着してもらい、**2週間後には「見えやすくなった」「身体が楽になってきた」、4週間後には「まぶたが軽くなった」**などの感想を寄せてくれました。

こういった自覚症状があるだけではなく、継続して装着することで、「調節反応量」や「毛様体筋の緊張度」でも良いデータが得られました。

4週間後には、毛様体筋の緊張をしめさず、適度な調節反応量がありました。簡単にいうと**「疲れにくい目」ひいては「身体を疲れさせにくい目」になっていた**というわけです。

このバイオラバー・アイマスクを使った治療により、患者さんから「目の前の薄い膜が取れたようだ」「まぶたが開くようになった」「視界が明るくなった」などの感想が聞かれました。

バイオラバー・アイマスクは病院の眼精疲労の治療現場でも実際に使用しているもので、たとえば仕事の休憩時間中に20分間ほど使用するだけでも、眼精疲労の改善に

バイオラバー・アイマスク使用前

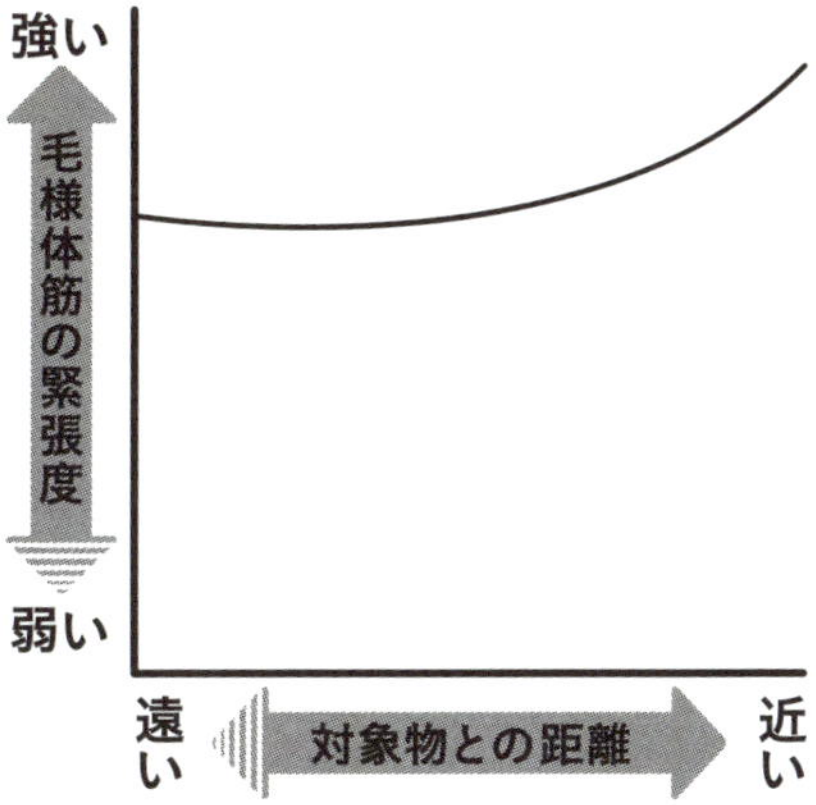

バイオラバー・アイマスク使用4週間後

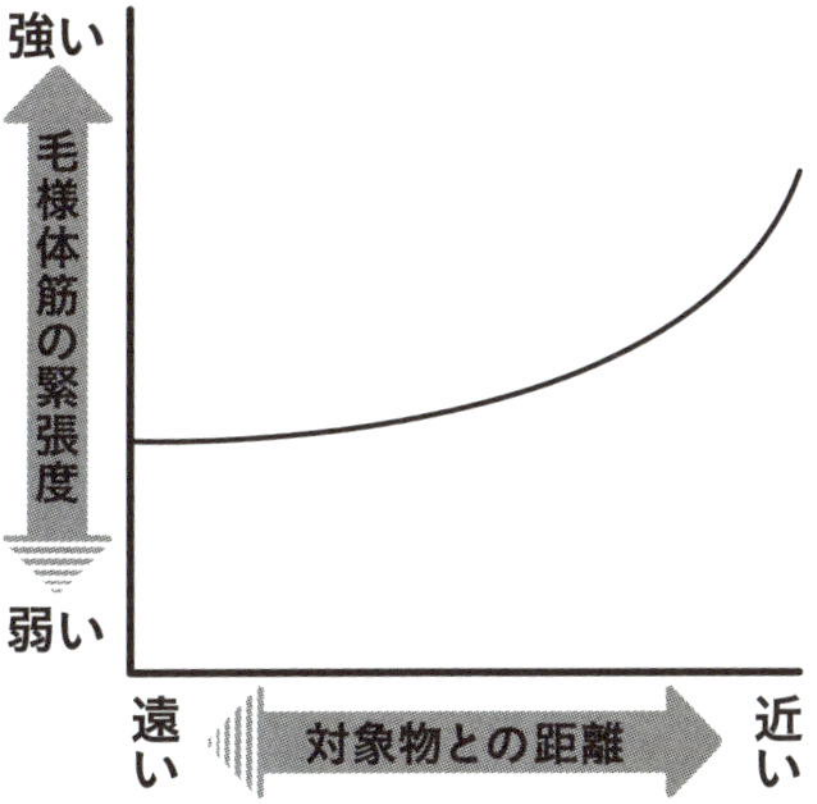

効果があると考えられます。もちろん就寝時に装着すれば長時間にわたるので、より一層効果が得られます。

また女性の利用者の方からは**「顔色が明るくなった」「肌の調子がよくなった」など、美容面での効果もあった**という声も聞かれます。目のまわりの血行が促進されるからでしょう。

当院での治療中は、多くの患者さんたちに使っていただくために、バイオラバー・アイマスクを使うときは目とアイマスクの間にガーゼを挟んでいました。

でも個人で使っていただく場合はガーゼ不要なので、より快適な使い心地を感じていただけるはずです。このバイオラバー・アイマスクは破損しないかぎり、半永久的に使用することができます。

もともとは体験した患者さんからの「すごくいいから、職場でも使いたい」というご要望にこたえ、一部お分けしていたものですが、このたびは山本化学工業さんのご協力により本に付属させることができました。

バイオラバー・アイマスクはこんなときにお使いください

眠るときに

長時間、じんわりと温め続けることによって、こわばった目の筋肉がしっかりとゆるみます。寝付きがよくなるだけではなく、眠りもぐんと深くなり、いいことずくめです。

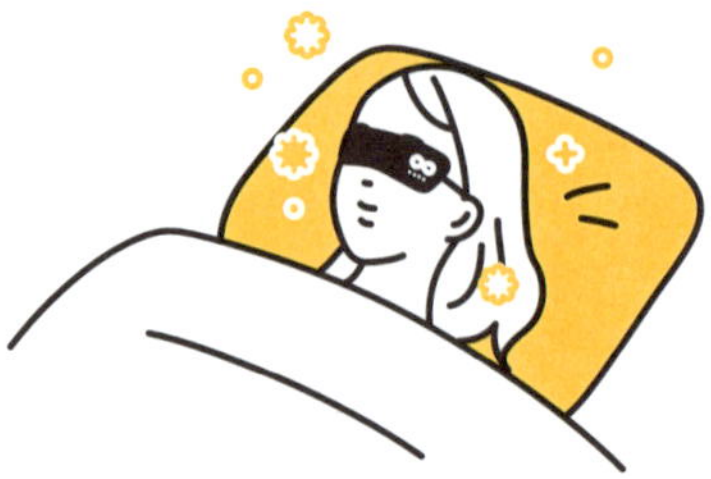

仕事を休憩するときに

リラックスモードへの切り替えがスムーズになり、短時間で疲労感が減少します。眠らなくても、疲れが取れます。午後からの仕事のパフォーマンスが上がるでしょう。

長距離を移動するときに

スマートフォンや読書で暇つぶしをしたり、仕事をするのもけっこうですが、長距離移動中は目を休めるチャンスです。目的地に着いたときから、スッキリした気分で行動できます。

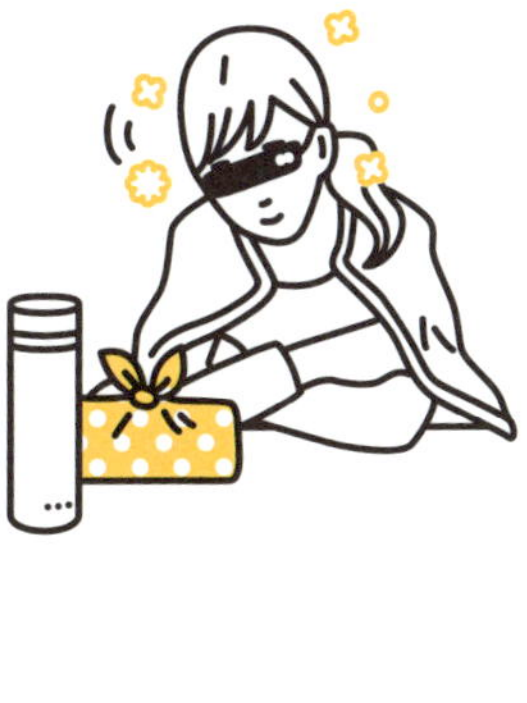

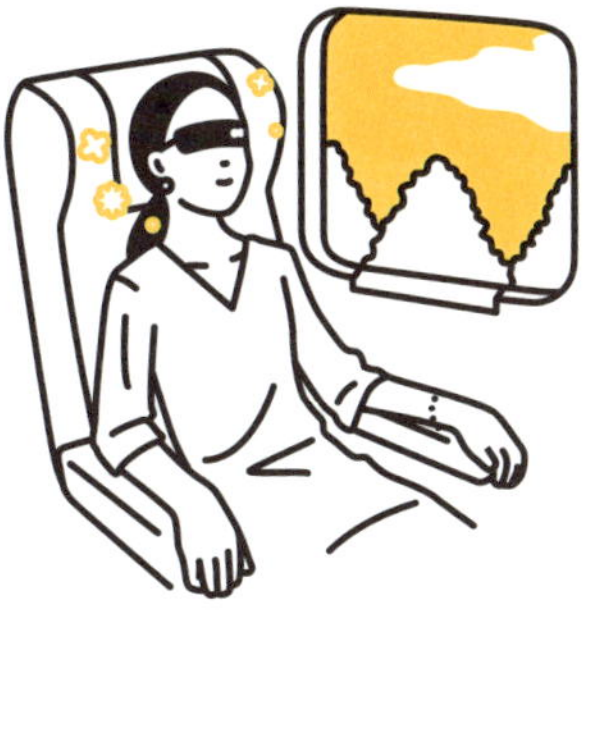

パソコン作業が続くときに

長時間パソコンと向き合わなければならないときもあるかと思いますが、そんなときは合間合間にアイマスクで目を休めましょう。その方が、結果的に効率よく仕事ができるはずです。

リゾートを満喫したいときに

日々忙しく過ごしていると、たとえ休暇に海辺やキャンプで休んでいても、心が落ち着かないときがあります。そんなときはアイマスクで目を温めて、日常の喧騒を忘れましょう。

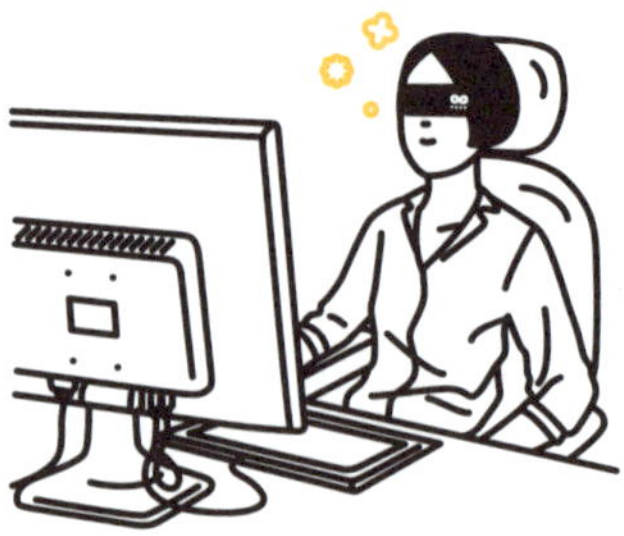

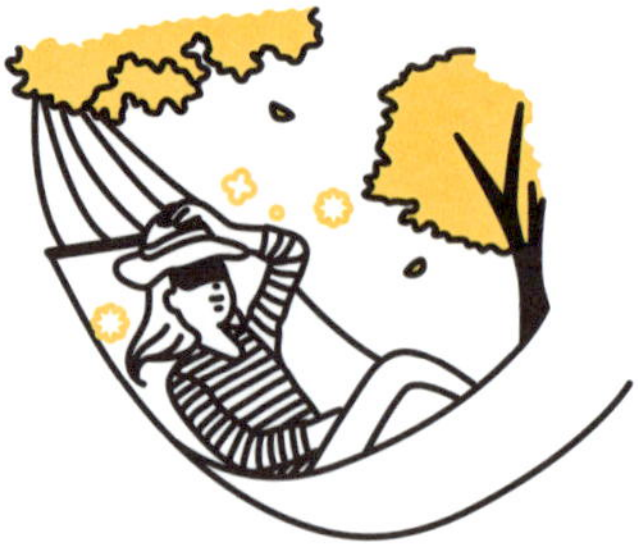

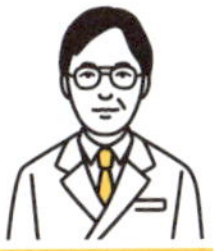

温感アイマスクで目を温めて、不調が消えた体験談

※体験談は製品版バイオラバー・アイマスクの使用者の方々のものです。製品版と、本書の付録版とでは、形状やバンドの仕様などが異なりますが、素材は同じものを使用しております。

体験談1　30代　女性　OA事務

目の奥の違和感が解消し、心も身体もスッキリ！

長年オフィスワークに従事しており、パソコンを使ってきました。

目を酷使する仕事のせいか、週末に近づくと頭痛というか、**目の奥が「きゅーっと痛くなる」状態**に悩まされていました。

その状態になってしまうと、なかなか仕事に集中することができません。どうにか自分で対処できないものかと、薬局でいろいろな目薬を入手して試しましたが、まったく改善しませんでした。

そんなあるとき、友人から「夜寝るときに装着するだけで、目がすごく楽になるよ」と強くすすめられ、バイオラバーのアイマスクを「ダメもと」の気持ちで購入。

しばらく目に当てていると、なにか気持ち良い温かさを感じました。

そのまま着けて寝たのですが、翌朝目が覚めてびっくり。

視界が「スッキリ！」していました。

おまけに**目だけではなく、心も身体も「スッキリ！」**していました。

気持ちよくて、毎晩着けて寝ていたのですが、どんどん目のこわばりが取れている感覚があって、1週間ほど続けると、目の奥が「きゅーっと痛くなる」症状が消えていました。

体験談2　**20代　男性　会社員**

スマホの見過ぎによる目の痛みを、アイマスクで緩和

社会人ですが、スマホのゲームが好きでハマっています。

通勤の途中、昼の休憩、夜寝る前と、ほとんどのスキマ時間をゲームに費やしています。

目の疲れは以前から感じていましたが、「とうとうキタ」感じ。目の奥が針で刺されたような、鋭い痛みを感じるようになりました。

眼科医の検査で「極度の眼精疲労」と診断。でも、ゲームをやめることはできませんし、目の痛みはますます悪化するばかり。

ネットで調べていたら、眼精疲労にバイオラバー・アイマスクというものが効果的だという記事を見つけ、「日本統合医療学会の健康機器第1号認定」という言葉が目に飛び込み、「なんとなく効果ありそうだ！」という自分の直感を信じて試してみることにしました。

いまはゲームの休憩中に装着しています。装着していると、たしかに目が楽になってきます。

ゲームをしている最中も、後頭部にアイマスクを着けています。これでもなぜか、目が楽になるんです。これさえあればゲームを楽しめる。バンザイ。

「目に悪いからスマホはダメ」と言われても、やめられない人は多いと思います。このアイマスクが広まれば、目の不調で苦しむ人が減るんじゃないでしょうか。

体験談3　50代　男性　配送ドライバー

目の酷使からくる長時間運転の疲労感から解放

仕事は、車で商品の配送をしています。多いときは1日に400~500キロ走る場合もあります。

年を取ると「体力の衰え」は免れないものだとあきらめていましたが、職場の同僚が**「バイオラバー・アイマスクを使うと運転の疲れが取れる」**と言うので、1日借りてお試しをしました。

サービスエリアで休憩をするとき、いつも短い仮眠を取るのですが、そのときに使ってみました。

すると、**いつも辛かった「仮眠後の疲労感」がありませんでした。**まさか押さえたりもんだりすることなく、いきなり実感できるとは思わなかったので驚きました。早速、自分用に購入。今では仕事中、手放すことができません。

ちなみに運転中もこのアイマスクを反対側に回して使用していますが、後頭部を温めることでも効果があるのか、疲れを軽減できているような気がします。

体験談4　50代　女性　縫製工

目を温めることで、「手元のぼやけ」がクリアに

縫製の仕事を30年以上続けています。

昔は夜遅くまで残業をしても目の疲れなど感じたことはありませんでした。ところが、老眼が強くなってきたのでしょうか。

最近は**作業中の手元がぼやけたり、見えづらかったりすることが多くなっていました。**

私の仕事は、目が見えないことには話になりません。悩んで薬局の人に相談すると、バイオラバーのアイマスクがいいとすすめられたので買い、夜眠るときに装着してみました。

すると、数分でふわーっと温かく気持ちよくなりました。あまり寝付きは良くない方なのですが、このアイマスクをしているといつの間にかスーッと眠れるような気がしました。

最初はただただ気持ち良さを感じながら寝ていたのですが、毎晩続けるうちに、だ

んだん目のピントが合うようになってきました。

だいたい1週間くらい経過すると、ずっと**かなりぼやけていた近くのものが見えるようになってきました。**以前よりも視力そのものが上がりビックリしています。こんなにも効果があるのかと驚きました。

体験談5　40代　女性　主婦

原因不明の頭痛とめまいを解消

もともとバイオラバーの愛用者で、正規代理店で関連製品をいくつか購入して使っています。

バイオラバーは身体に着けると温かくて気持ちがいいんです。

バイオラバーのおかげで長年低体温に悩んでいた私が、今では平熱36・5℃近くあり、手足は温かくポカポカしています。

そんな私ですが、最近は原因不明の頭痛とめまいに悩まされるようになりました。

頭痛は怖いもの。心配になってお医者さんに行ってレントゲンを取りましたが、脳はまったく異常なしでした。

しかし、**目が疲れるとどうしても頭が痛い**のです。そんなとき姉から「目の疲れからでも、頭が痛くなる」と教えられました。たしかに最近よくスマホを見るせいか目が疲れてくると、頭痛がひどくなっていた気がしたのです。

そこで愛用しているバイオラバーの「アイマスク」を試してみたら、あっという間に解消してしまいました。

目の上にのせると、目のまわりが温かくなるというのは4、5分でわかります。**30分ほど着けた後、外すと目の奥か、頭の芯かはよくわかりませんが、つらさがスーッと解消**していることを実感します。

もっと早くに使えばよかったと思います。目と頭はつながっているのですね。頭痛に悩まされている人は、一度ゆっくり目を温めてみることをおすすめします。

体験談6　60代　女性　主婦

白内障手術後の「ひどい目の疲れ」が取れた

長年、視力低下に悩まされていましたが、白内障の手術をしたおかげで、よく見えるようになりました。

ところが目の疲れ方がひどくなり、目薬を頻繁に差すようになりましたが、ちっとも良くなりませんでした。

友人が「ものもらいに罹ったときに、病院でそれ専用の目薬を差した後、バイオラバー・アイマスクを着けてもらったら、あっという間に治った」と聞き、興味を持って買い求め、試してみました。

特に変わったことはしていません。やったことといえば、夜このアイマスクを着けてお布団に入るだけでした。それどころか寝相が悪いせいか、朝起きたときにはアイマスクがどこかにいってしまっていることもたびたびでした。

それでも3日ほど経った頃でしょうか。

元々まぶたを開けているのもつらかった疲れ目が、睡眠時間に比例して徐々に回復

していきました。

そして1ヵ月も経つと、疲れ目はほとんど解消されていました！

いまでは車の運転すらも不安なくできています。私としては奇跡のようなことです。

体験談7　50代　女性　ガス検針員

あきらめていた老眼から、視力アップへ

私はガスの検針の仕事をしています。

検針時に小さい数字を見るのですが、**最近、目がかすんでしまってその数字が見えません。**

見えにくいので、目を細めて見てしまうのがクセになりましたが、そうすると余計に目が疲れます。

目のお医者様に行って相談すると、「加齢による視力の低下です」と言われ、強い老眼鏡をすすめられました。

ショックでした。

元々、近視用の眼鏡をかけているので、バイクを降りるたびにガスのメーターを見るため、眼鏡を替えなければなりません。

それはとても面倒だし時間がかかります。かといって、老眼鏡をかけたままバイクに乗るのはさすがに危ないです。

わらにもすがる思いで、視力回復のトレーニングをはじめました。と、同時に薬局の店頭でバイオラバー・アイマスクを見て購入しました。

夜の睡眠時だけではなく、お昼寝のときにも着けました。ポカポカしてとにかく気持ちが良くて、よく眠れるからです。

眠りが深くなり、目覚めがよく、まずは肩こりが楽になりました。**そして2週間ほど続けていたら、検針時に急に数字が見えるようになりました。**

驚いています。老眼鏡に頼らず仕事ができるようになったので、本当によかったです。

体験談8

40代　男性　会社員

負担をかけていた片目の疲れが、ふた晩で回復

生まれつき右目が弱視であまりよく見えず、つねに左目を頼りに生活をしています。車の免許も持っているほどなので、生活は支障なくできていましたが、40歳を過ぎた頃から、目の疲れからか頼りの左目がよく見えなくなってきました。

どうしよう。もしも左目が見えなくなったら、ふだんどおりの生活ができなくなるのではという不安に襲われました。

そんなときに赤外線を放射するアイマスクの存在を知り、買って試してみると、目が気持ちよくて、あったか！

ふた晩着けていたら、よく眠れて、いつの間にかたまっていた疲れが楽になっていました。

と、同時に見えにくくなっていた左目も、ちゃんと見えるようになっていました。驚きです。他になにもしていないから、きっとこのアイマスクのおかげなんだと思います。

友人からも「最近、表情が明るいね」と言われ、うれしくなりました。これからも健康的な生活のために、バイオラバー・アイマスクを着け続けたいと思います。

CHAPTRE

3

目の温め効果をさらに上げるコツ

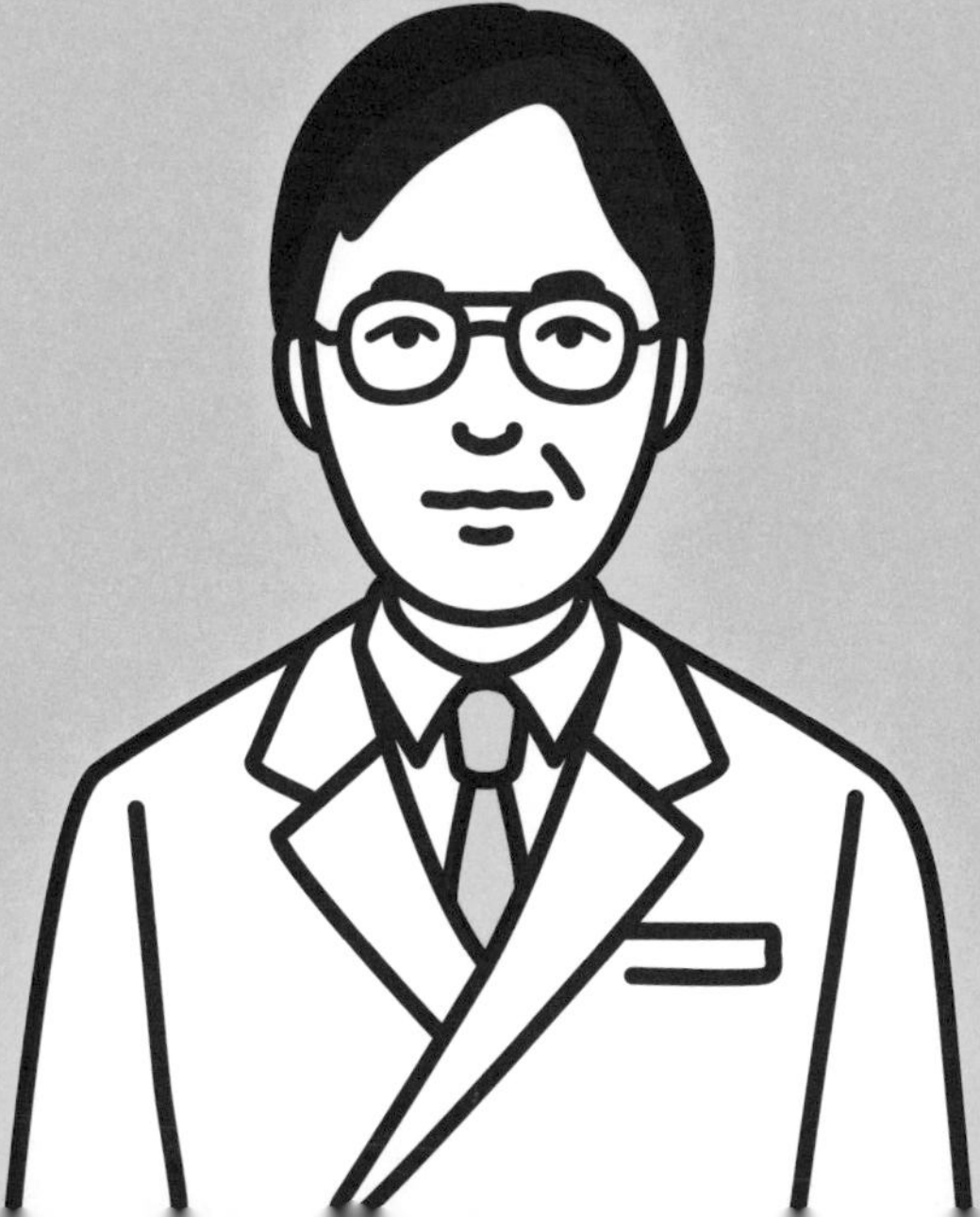

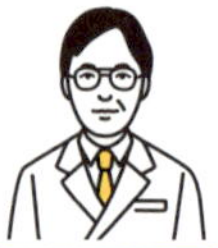

バイオラバー・アイマスクの効果をさらに上げるためにできること

- 就寝3時間前には夕食を済ませましょう。消化不良が眠りを妨げるので、脂分の多い食べ物はできるだけ避けます。
- 寝る直前にお風呂に入るなら、お湯にひたしたタオルをまぶたの上にのせてもいいでしょう。2分ほどあたためると毛様体筋がほぐれ、疲労物質が流れていきます。ただしその後すぐにベッドに入って、バイオラバー・アイマスクで温めましょう。
- ベッドに入る30分前から、スマートフォンもパソコンも見ないようにしましょう。
- 8時間眠るのがベストです。短くとも6時間は眠りましょう。
- 朝起きたら、2時間以内に太陽光を浴びましょう。

- ゴムの品質を維持するため、汗で汚れたアイマスクは中性洗剤を使い、手洗い、陰干しをしてください。
- 汚れが気になる人は、アイマスクと目の間にガーゼやティッシュをはさんでお使いになってもいいでしょう。バイオラバーの効果は変わりません。

夜に目のまわりを温めれば、目の筋肉がゆるみますが、日中にスマートフォン、タブレット、パソコンなどを見続ければ、目の筋肉はこわばります。「ゆるみ」と「こわばり」は、いつでも綱引き状態。

毎日少しずつ「ゆるめていく」ためには、日中なるべく「こわばらせない」ことが必要です。

そこで、こんなことに意識を向けてみましょう。

POINT

近く→遠く
「遠く」に視線を向ける時間をどれだけ増やすか

ふくらはぎは第二の心臓と言われ、大事なポンプ作用があります。

ふだんから直立したり、着席したりして過ごしている私たちは、ふくらはぎの筋肉を使うことによって、疲労物質がたまっている静脈血を心臓部に送り、疲れを軽減できているのです。

同じことが〝目〟にも言えます。

目もひんぱんに動かすことによって、疲労物質である乳酸と活性酸素を流すことができるのです。

でも反対に「ずっと同じものを、近い距離で見ている」と、眼球やまぶたを固定することになるので、だんだん目の筋肉がこわばり、血流が悪くなります。

テレビよりもパソコン、パソコンよりもスマートフォンが目に悪いのは、単純に「より近くで見つめるから」ですね。

近くのものを見続けていると、はじめは「疲れ目」になります。するとピント調節をする毛様体筋と、眼球を動かす6本の外眼筋《がいがん》、それからまぶたの筋肉、これらの筋肉がこわばり、三叉《さんさ》神経という神経を通じて、首や肩や頭の側面の筋肉も収縮させます。これが首や肩のこり、偏頭痛にもつながります。

この「疲れ目」は一定時間遠くを見たり、目を動かしたり、ひと晩寝ることによって回復します。

ところがさらに目を酷使していると、目の筋肉が元に戻らなくなっていきます。

これが「眼精疲労」です。眼精疲労というものは、簡単に言うと「目の筋肉そのものが、がっちり固定している状態」。この**眼精疲労の状態で仕事をすると、その日の目の疲労が単純に上乗せされてしまいます。**

そうすると次第にかすみ目、目の痛み、ドライアイなどをはじめとする目のトラブルがはじまり、やがて吐き気、不安感、胃痛、うつ、無力感などの深刻な症状が出るようになります。

私たちが「できるだけ、遠くのものを見た方がいい」理由がおわかりいただけたでしょうか。

遠くのものを見ている間は、目のまわりの筋肉がゆるみます。また6本の外眼筋は全身の筋肉と連動しているので、身体もゆるむことができます。

仕事の合間に、窓の景色をながめましょう。外を歩いているときは、ときどき空を見上げてみましょう。目の筋肉と一緒に、心もゆっくり休ませてあげられるはずです。

目の筋肉のストレッチ

1時間に1回ほど、ピントを合わせる距離を変えましょう。

❶ 30センチほど先にあるものと、3メートルほど先にあるもの。それぞれ目標物を決めます（たとえばデスクの上のキーボードと、壁に掛かっている時計など）。

❷ それぞれ5秒ずつ見つめます。

❸ 1分ほどくり返します。これだけで目の筋肉がほぐれやすくなります。

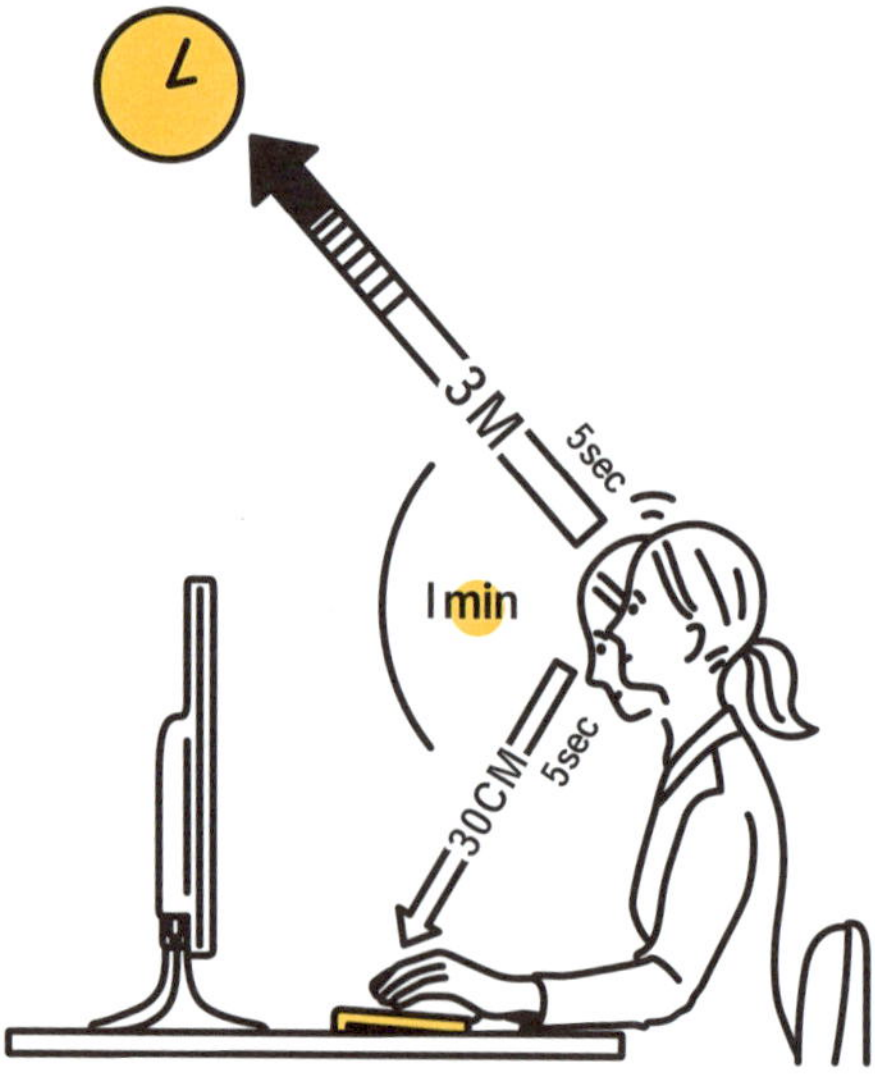

POINT

明るい→暗い

一日のうちに、光の吸収量をどれだけ減らすか

強い光は交感神経にスイッチを入れ、人の行動を活発にしてくれます。ですからオフィスや大型店のように活気が求められる空間が、数多くの蛍光灯によってまぶしいほど明るい状態に保たれているのは理にかなっているでしょう。

とはいえ、蛍光灯やパソコンなどの**強い光で満たされた環境に長時間目をさらしているのは問題**です。だんだん虹彩の動きが鈍くなり、瞳孔が縮みにくくなってくるからです。

瞳孔が縮みにくくなると、交感神経が優位になり、外からの刺激に敏感になります。すると光がやたらとまぶしく感じられるようになったり、寒さや暑さを鋭く感じ取ったり、ちょっとした物音にイライラしたりするようになります。

それでもこの「強い光」を不快に感じる人は少ないのか、私たちの身の回りは少し明るすぎるような気がします。それにはこんな理由も挙げられます。

個人差はありますが、**私たち黄色人種は総じて虹彩の色が濃く、青い目の白人より**

は光の刺激から守られています。色素が濃ければ、それだけ紫外線を吸収し、奥に通さないからです。

相対的に目が疲れにくいので、光に対して無頓着なのかもしれません。ヨーロッパなどにいくと、街のあかりは全体的に暗めです。家の中に入っても間接照明が多く見られます。

私たちは光のおかげでものを見ることができていますが、目はか弱いもので、光は強いものです。不便のない範囲で、つける照明の数を減らしてみませんか。

暗い場所にいることは、目にとっては良いことなのです。

ときどき「暗いところで本を読むと目に悪い」という人がいるようですが、そんなことはありません。もし仮にそうだとするならば、昔の人の方が近視が多いはずですよね。

視力は暗いからではなく、近い距離を見続けることで下がりやすくなるのです。

一日に、目に光が入り込む量を制限してみましょう。もしも職場の照明を調節することが難しいのならば、せめて天気の良い日に外に出るときは、ＵＶグラスをかけたり、日傘をさしたり、帽子をかぶったりして光の量を減らしましょう。視界を暗くするだけで、思ったよりも疲れが取れるものですよ。

照明と比べると、スマートフォンやパソコンの光は、目にとってより刺激的です。強さも、光源との距離も違うからです。

とくに暗闇でスマートフォンを操作している人を見てみてください。目がいかに強い光を浴びているか、わかりますよね。もう眉間にしわを寄せるほど、強い光なのですから。浴び続けていることは、目にとっては非常事態であるわけです。

スマートフォンやパソコンなどのＬＥＤディスプレイには、ブルーライトも多く含まれます。ブルーライトは目では見ることのできる光の中で最もエネルギーが強く、波長が短いため、角膜や水晶体では吸収されずに、眼の奥の網膜にまで届くといわれています。また、**ブルーライトは脳が昼間だと認識する光に近い**ので、寝る前に浴びると眠りが浅くなるようです。

まだブルーライトがどれほど目に影響しているのかは証明されていませんが、エネルギーが強いため、瞳孔を縮め、毛様体筋を疲れさせていることは間違いありません。

少なくとも、**暗いところで光る画面を見ると、瞳孔が開いて、目はより多くの光を取り込もうとします。**その一方で、近くのものを見ようとすると、瞳孔は縮まろうとします。瞳孔が相反する動きをするため、目がより疲れてしまうのです。

ストレス解消のためにと夜中スマートフォンをよく触っている人は、かえってストレスをためているかもしれませんよ。

スマートフォンの「明るさ」は、**見えるぎりぎり**に設定しましょう。

明るい方が刺激的で好きだという人もいると思いますが、暗めに設定しても、目はすぐその明るさに慣れます。

それからスマートフォンはバッグにしまって持ち歩きましょう。すぐに取り出せないとなれば、意外と使わなくても済むことに気づきます。たまには家に置いて出てもいいかもしれません。たとえ一日の間だけでもスマートフォンを見ることがなければ、目にはとても良い休養になります。

POINT

目を開ける→目を閉じる
どれだけ多くまばたきをして、どれだけ長くまぶたを閉じるか

人の眼球は、睡眠中などまぶたを閉じているとき、〝ベル現象〟といって白目をむいた状態で上を向いています。

これは動物が視界を閉ざしているとき、なにかがぶつかっても角膜が傷つかないようにするための、一種の防御反応なのだそうです。

なにも見えていませんが、目は休まり、目のまわりの筋肉はゆるんでいます（人によっては眠るときに半目を開いて、目が乾いてしまう人がいるようですが、アイマスクをすれば乾きも防げます）。

寝ている以外の時間、目はずーっとなにかを見ています。なにかしらの対象物につねにピントを合わせています。

パソコンやスマートフォンを見ているときはもちろん、街を歩いていても、たくさんの情報が目にどんどん流れ込んできます。

情報の9割は〝目〟から入る、などと言われますが、おそらく間違いないでしょう。

ですからたとえ眼精疲労の自覚症状がない人でも、街で暮らし、あらゆる電子機器と付き合っていれば、いくらかの目の疲れは必ずあります。眼科医の私だってそうです。私たちの毛様体筋は等しく疲れているのです。

それでも、目は休めません。**足や腕の疲れを感じたら人は休みますが、目は疲れても、たいてい眠っているときしか休めません。**

言い換えると、**1日16〜18時間くらいは働きっぱなし**なのです。

そこで仕事や家事の合間に、まぶたを閉じる時間をつくってあげましょう。ただぼーっとしてもいいし、好きなことを考えるだけでも元気が出ます。

ひとりになれる時間ができたら、まぶたを閉じながら音楽を楽しんだり、生活の音に耳を澄ませてみましょう。エレベーターを待つ間でも、電話をしているときでも、数秒でもいいから、なるべくまぶたを閉じてください。ほんの少しの時間でも、目は休まります。

まばたきも大事です。まばたきをするたびに、まぶたの縁にあるマイボーム腺という穴から油分が出て、目の表面をおおう涙の乾きを防いでくれるからです。

でも集中して何か一点を見つめていると、まばたきの数が減っていきます。

まばたきの回数は「1分間で10回」が正常だと言われていますが、パソコン作業などをしていると半分くらいに減ってしまうようです。

忙しいときほど、まばたきはゆっくりと。それだけで、気分も落ち着いてくるものです。

また本を読むときや、スマートフォンやタブレットを使うときは、**なるべく「下目」で見ましょう。**顔は正面のまま、目だけを下に向けるのです。上目遣いの反対ですね。

正面を見ていると、まぶたが緊張します。上目遣いはもっとよくありません。目が開いている範囲が狭いほど、光が入りにくく、まばたきもしやすいのです。ですから目にとっては、パソコンならばデスクトップよりも、ノート型がいいということになります。

POINT

乾く→潤う「スッキリ！」ではなく「涙成分」の目薬を差す

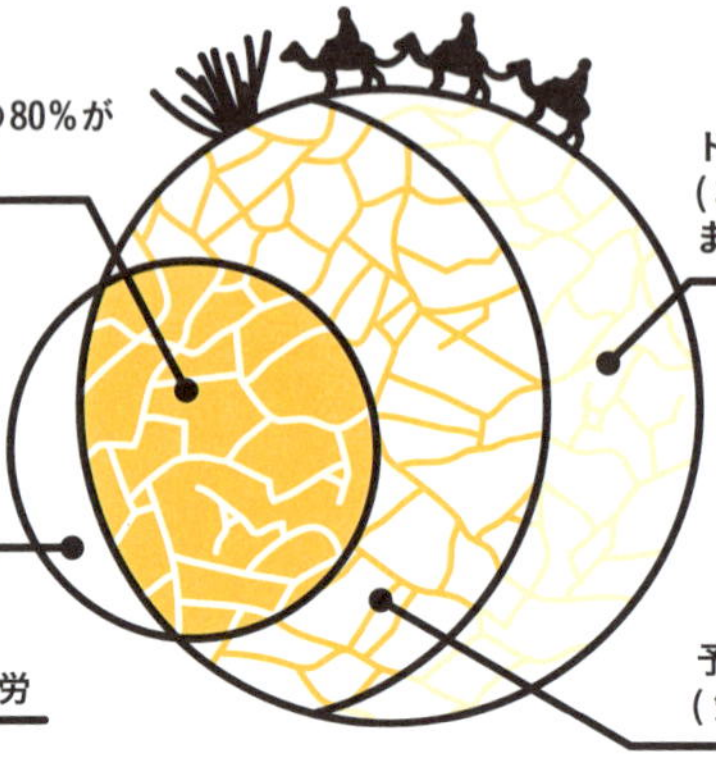

眼精疲労の人の多くは、ドライアイでもあります。

そしてドライアイの原因の多くは、長時間のコンタクトレンズの装着、または単純な加齢によるものです（まれに膠原病からきている場合もあります）。

一方、眼精疲労が改善されることによって、ドライアイが改善する人も多いです。

目のまわりの筋肉がゆるむことにより、涙腺やマイボーム腺もゆるんで、涙や油分（油膜が涙の蒸発を防ぎます）がよく分泌されるようになるからです。

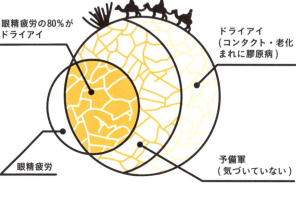

涙や油分によって目が潤えば、目に入ったホコリなどの異物を取り除くことができます。視界のかすみもよくなります。また充血も取れます。

目が乾燥して、充血してくると、目薬をさしたくなる人もいるでしょう。涙成分に近い目薬であれば、補助的に使うのは個人的にはいいと思います。でもたいていの目薬は、血管収縮剤が入っています。

ある研究のため、薬局で全種類の目薬をまとめて購入し、成分を調べたことがありますが、そのほとんどに血管収縮剤が入っていました。

「塩酸テトラヒドロゾリン」「ナファゾリン」などと表記されているのが、血管収縮剤です。

なぜ血管収縮剤が入っている目薬が多いかといえば、それだけで充血が取れるため、あたかも「**回復したように見える**」からです。また、そういう目薬はスッキリ感があります。涙成分に近い目薬はいまいちスッキリしないので、物足りなくて選ばない、という人もいるかもしれません。

でも充血しているということは、涙が減っているわけです。

涙には少しの栄養と殺菌作用があり、眼球の表面を覆っています。その涙の量が半分以下になると、それを補おうとして目の血管を拡張させます。目の表面をミクロレベルで見てみれば、乾いた目の細胞はどんどん死んでいきます。それを食い止めようと、血管を拡張させるのです。その血管を、目薬の力で収縮させてもいいことはありません。

充血が取れるのは一時的なもので、だんだん元のように目が赤くなります。

「たとえ一時的でも、充血が取れるならいい」という人もいるかもしれません。でも収縮させた後は、反動でもっと開く。つまり、前よりも充血がひどくなるのです。そもそも、目薬を使って人工的に「濡らす」ということもよくありません。「濡らす」と「もっと乾く」からです。水仕事が多い人なら経験があるでしょう。何度も手を濡らしていると、だんだん手の水分が奪われていって、手が荒れていきます。目も同じ理屈です。

目が乾くからと、目薬を1日に何回もさせば、どんどん目は乾きます。悪循環なのです。

だから私はよく患者さんに言います。

お見合い写真を撮るときのような、「ここ一発の勝負」のときに目薬をさすのはいい。

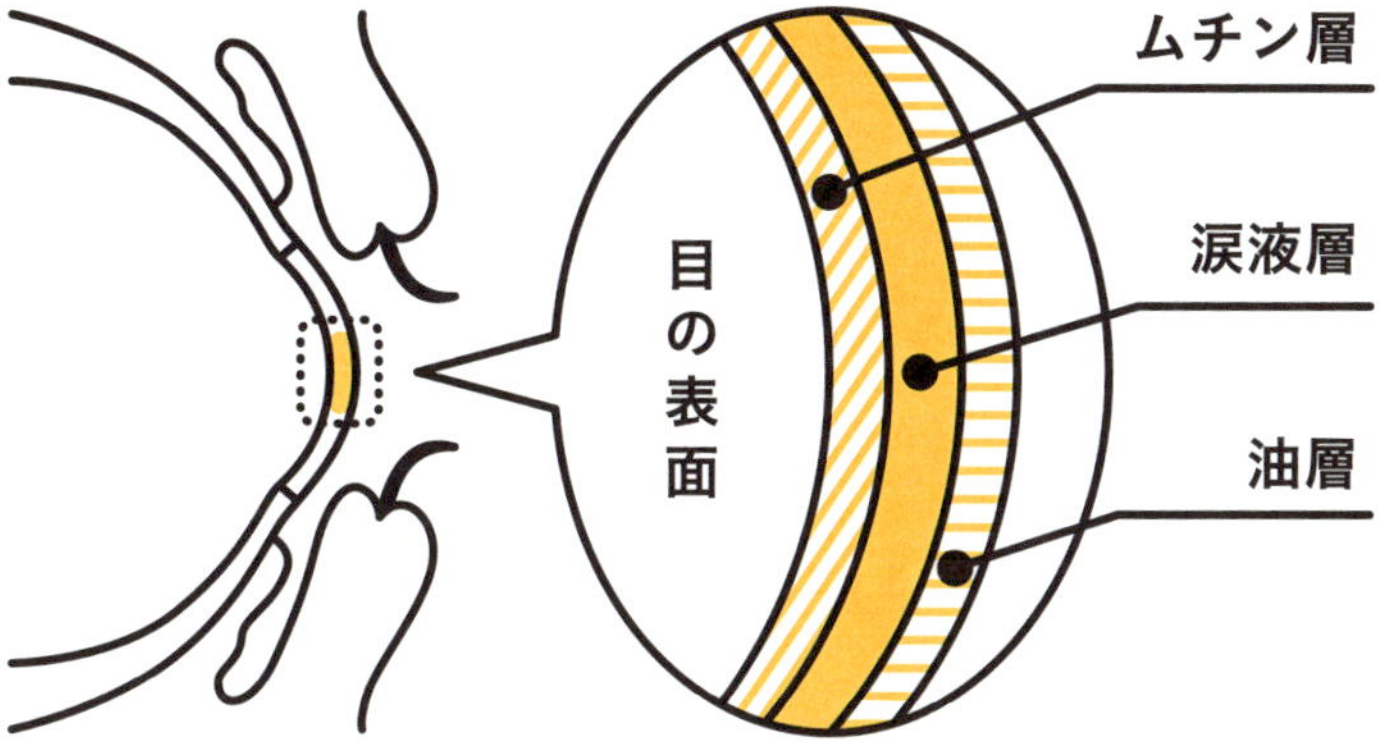

でもほとんどの目薬は、充血や乾きをリバウンドさせるので、おすすめはしません。

先にドライアイの原因のほとんどが、長時間のコンタクトレンズの装着だと言いました。

目に異物が入ったら、涙を出すというのが正しい反応です。

ですがコンタクトレンズを長く使っていると、目が慣れてきて「涙を出さなくても大丈夫」だと勘違いするようになります。

すると涙の量が減るだけではなく、涙の成分も変わってきます。

涙は、涙をためる「ムチン層」、目に栄養を与える「涙液層」、涙の蒸発を防ぐ「油層」の3層に分かれていますが、コンタクトレンズを装着していると、そのうちの「油層」が薄くなって、涙が蒸発しやすくなります。

だからドライアイになると、いくら涙目になっても、「乾いた感じ」がなくならないのですね。

この「油層」を壊さない、コンタクトレンズ装用の限界は1日12時間です。

12時間といえば、朝7時に起きて、夜7時までです。それ以降はメガネにかえましょう。

おすすめは午前中はメガネをかけて、昼にコンタクトレンズにつけかえることです。こうすれば仕事のあともおしゃれをして出かけられるし、家にまっすぐ帰るとしても、すぐにコンタクトレンズをはずさなくてもよいので時間に余裕があります。

ちなみにコンタクトレンズのおすすめはハードレンズです。ソフトレンズは10〜11ミリの角膜をすべて覆いますが、ハードレンズは標準が8・8ミリ、大型でも9・3ミリで、直径が小さいため、角膜には良いです。

また、装用感はいまいちなのですが、それはつまり異物感があるということで、ちゃんと涙が出てくれるから良いのです。

CHAPTER 4

目の疲れを取るツボと習慣

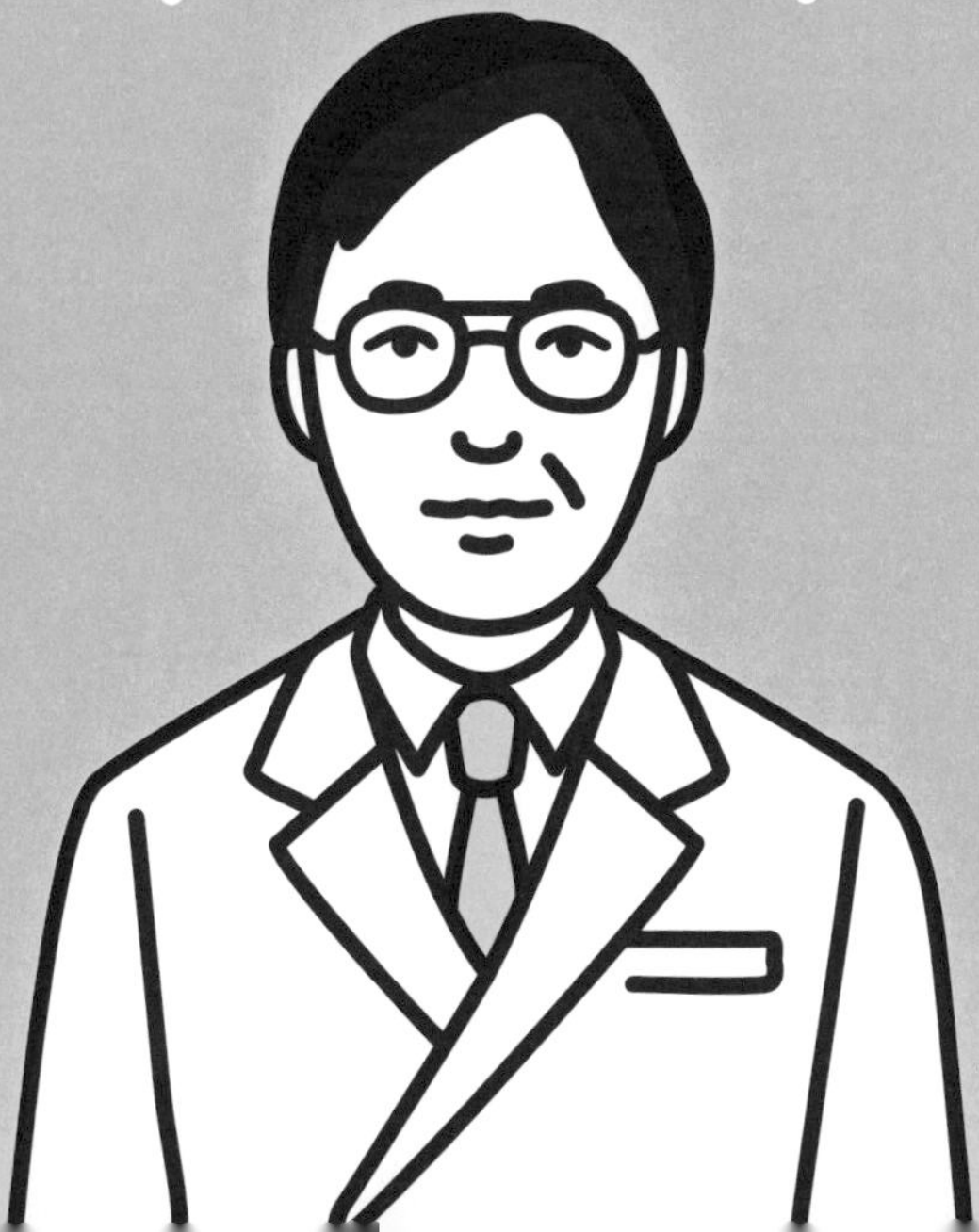

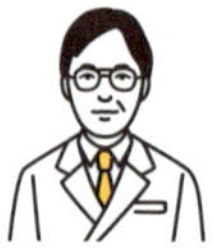

これで目のまわりの血がめぐる！ツボ押しのコツ

仕事の合間や一日の終わりに、目のツボ押しをしましょう。

それだけで視界が明るくなったり、目の疲れや顔の緊張が取れて、リラックスできたりもします。また定期的にツボ押しをすることで、眼精疲労になりにくくなります。

1日数回だけでもけっこうです。顔を洗ったり、歯磨きをするような感覚で習慣にしましょう。

「ツボ押しはいまいちよくわからない」という人もいるかもしれません。

ツボは正確な場所を押すことによって「あ、違う」というのを実感していただけるはずです。慣れてくれば手探りでツボを探すこと自体も楽しいものです。でも目のまわりには多くのツボがあるので、適当に押してみるだけでも疲れはやわらぎますよ。

〈ツボを探すポイント〉

- ツボは、刺激したときに「痛気持ちいい」ところ。あきらかに「ひびく」感じがあります。
- 強く押しすぎると、「けっこう痛い」ところ。
- ツボは「骨のふち」、さらに「骨のくぼみ」に多くあります。
- 爪は立てず、指の腹で押すこと。
- 目の近くを押すときは、まぶたを閉じること。
- 机にひじをついて行うと、しっかり押しやすいです。

〈基本のツボ1…太陽《たいよう》〉

❶ 眉尻とこめかみの間にあるくぼみ。口をもぐもぐと動かすと、筋肉が動くところ。

❷ そこに親指をあてて、もみほぐすように右に5回、左に5回、小さな円を描きます。

❸ 10回くり返します。

〈基本のツボ2…晴明《せいめい》〉

❶ 目頭より内側、鼻の奥の骨をつまむとあるくぼみ。

❷ そこをつまむように押して3秒。ゆるめて3秒。

❸ 10回くり返します。

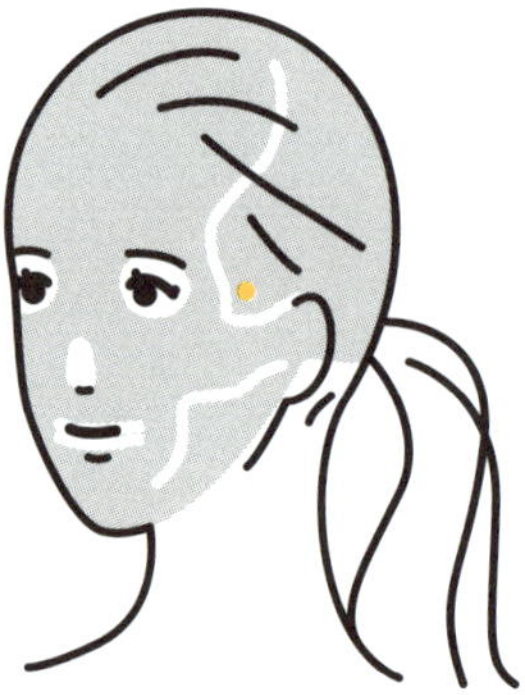

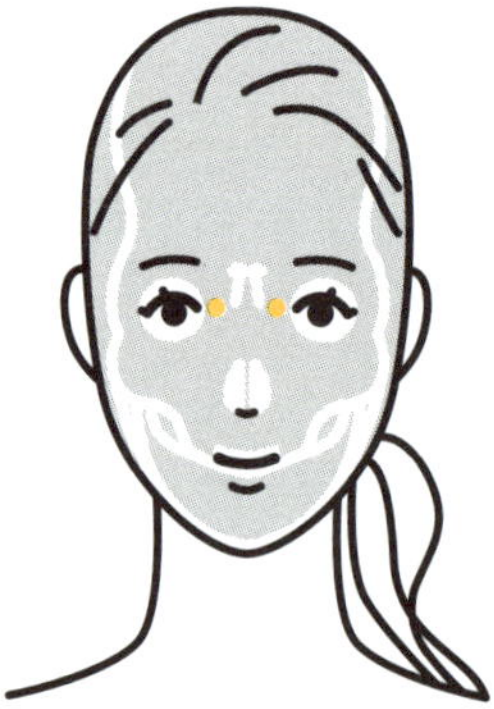

〈基本のツボ3…攢竹《さんちく》〉

❶ 眉毛の下の骨の一番内側にあるくぼみ。

❷ 人差し指か中指をあてて、3秒押して、3秒ゆるめます。

❸ 10回くり返します。

〈基本のツボ4…承泣《しょうきゅう》〉

❶ 目の真ん中の下、骨の縁にある小さなくぼみ。

❷ 中指で、下に向かって3秒押します。

❸ 10回くり返します。

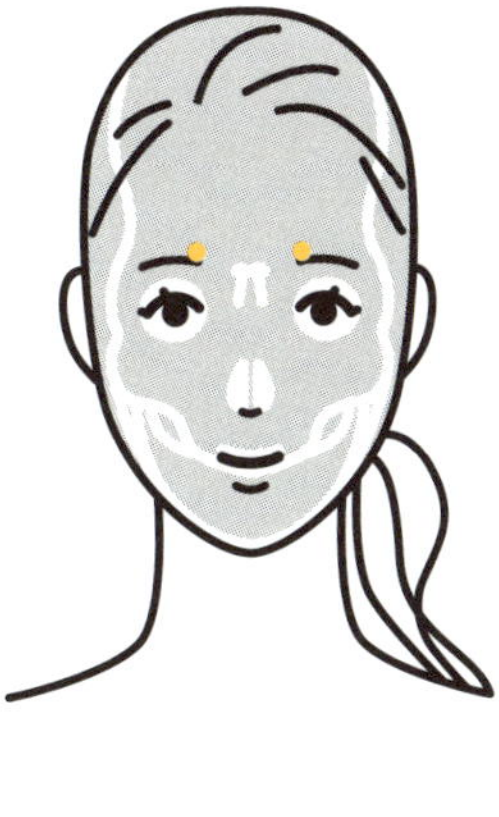

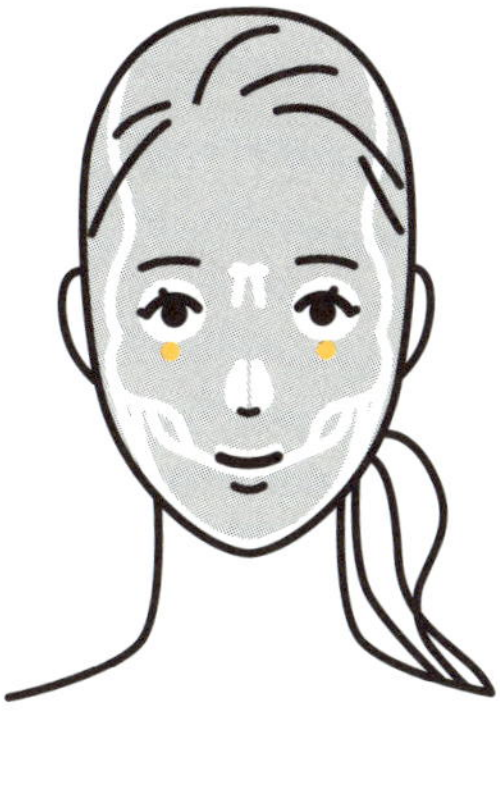

〈基本のツボ5：魚腰《ぎょよう》〉

❶ 眉の中ほどにあるくぼみ。

❷ 人差し指か中指をあてて、3秒押して、3秒ゆるめます。

❸ 10回くり返します。

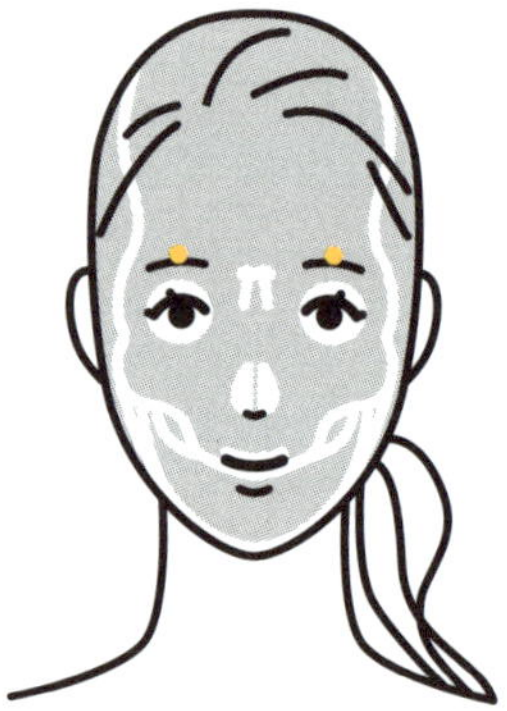

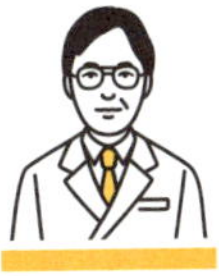

目の疲れを集中的に取る！目のストレッチ

〈ストレッチ1〉片方の目が特に疲れているとき

❶ 眉の両端を押します。
❷ 眉のまんなかと、こめかみを押します。
❸ 眉の外がわと、ほお骨のてっぺんを押します。
❹ こめかみと、ほお骨の外がわを押します。
❺ ほお骨の内がわと、外がわを押します。

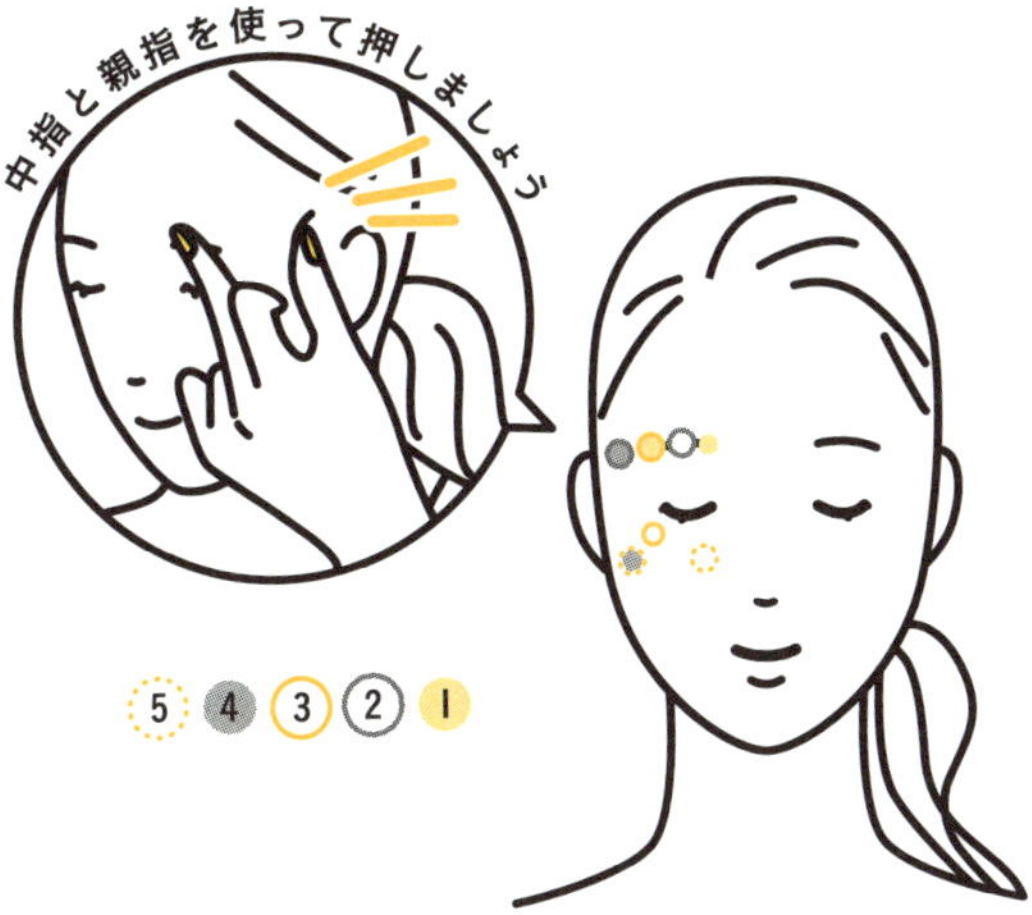
中指と親指を使って押しましょう
5
4
3
2
1

〈ストレッチ2〉顔全体の筋肉がこわばっているとき。

❶ あごの前を押します。
❷ 右のほお骨と、左のほお骨を押します。
❸ 右のまゆと、左のまゆの上を押します。
❹ 髪の毛の生えぎわを押します。
❺ 頭頂部の手前あたりを押します。

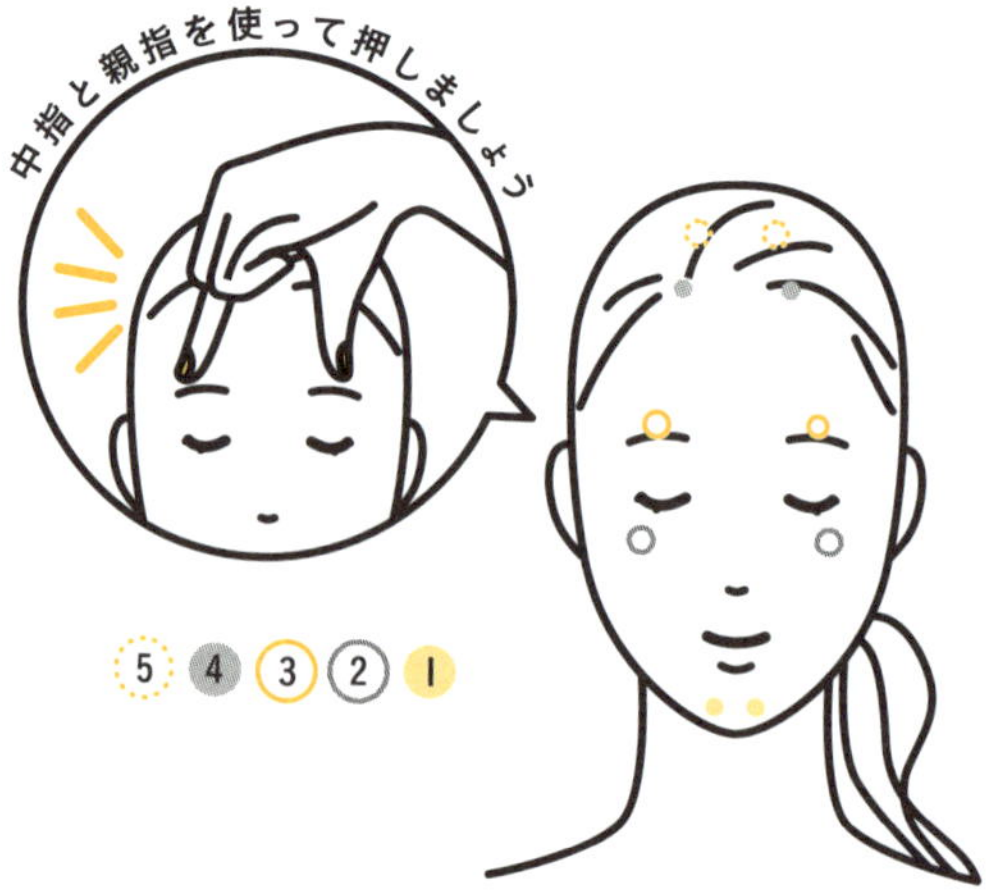
中指と親指を使って押しましょう
5
4
3
2
1

ぼんやりした頭をスッキリさせる！目の体操

〈うごかす1〉

❶ 眼球を上下に30回動かします。

❷ 1周5秒かけて、ゆっくり眼球を回します。左まわり、右まわりと交互に。全部で10回くり返します。

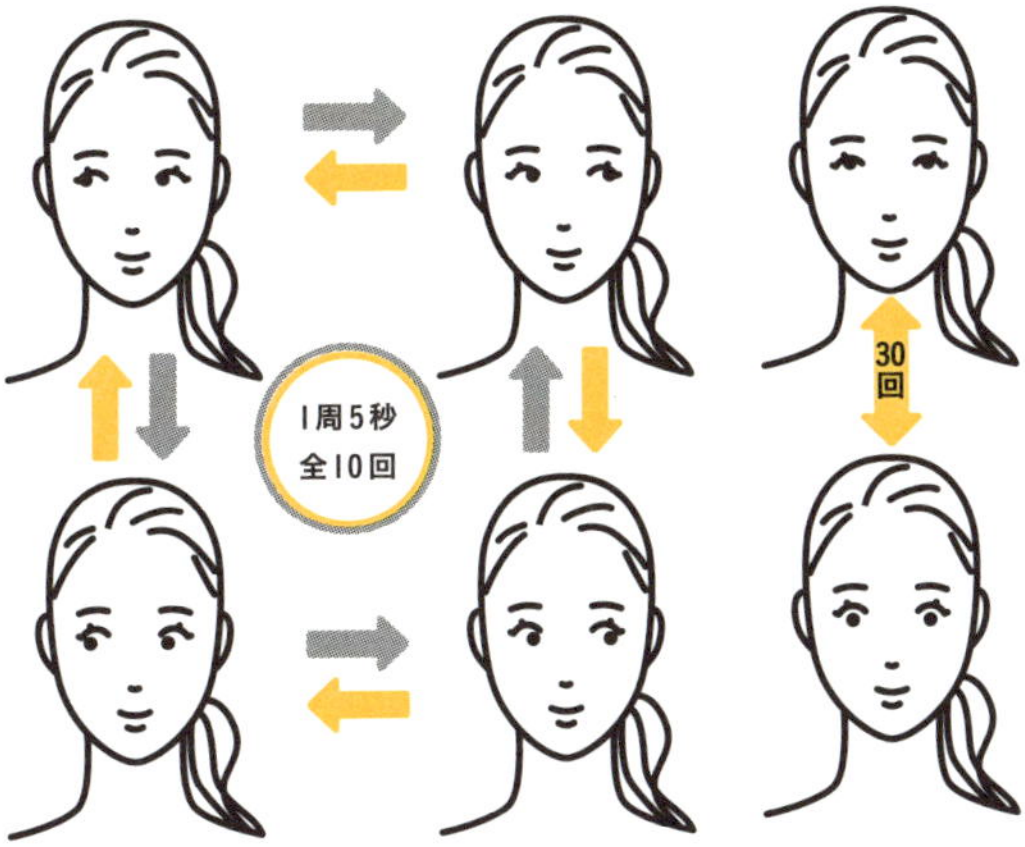

〈うごかす2〉

❶ 肩幅の広さに、両手の親指を立てます。
❷ 左右を交互に見くらべます。
❸ 少しずつ見くらべるスピードを上げながら、両手の間隔も広げていきます。
❹ 20往復します。

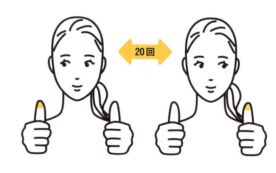

〈まさつする〉

眉のまわりに豊富にあるツボを押しながら、皮膚の下を刺激して、表面温度を上げます。

❶ まゆ毛の上に、3本の指をそろえて置き、左右に10回動かします（肌の表面をこすらず、皮膚ごと動かしてください）。

❷ ほお骨の上に、指をそろえて置き、左右に10回動かします。

❸ そろえた指を縦にして、薬指をこめかみにあてて、上下に10回動かします。

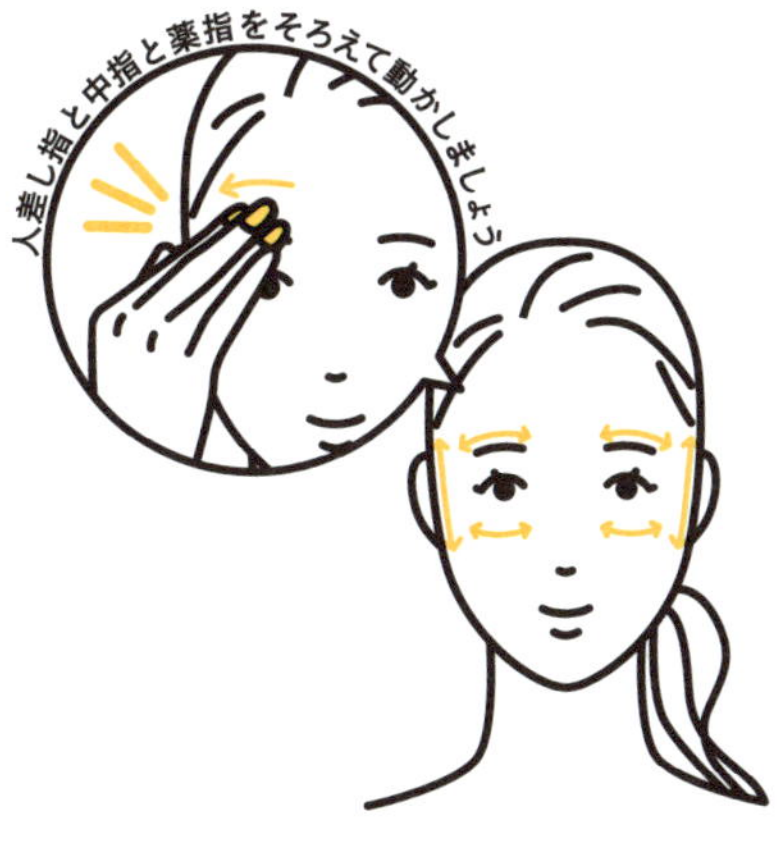
人差し指と中指と薬指をそろえて動かしましょう

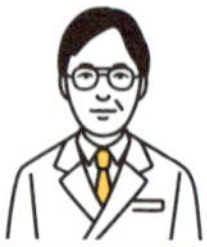

翌朝の目覚めをよくする！仕上げのマッサージ

バイオラバー・アイマスクを装着しておこなえば、なお効果的です。

〈首をほぐす1〉

❶ 横を向きます。

❷ 向いた方と反対側の耳たぶの下、エラの後ろにあるくぼみを、人差し指で5秒押します。

❸ 反対側を向いて、同じことをします。

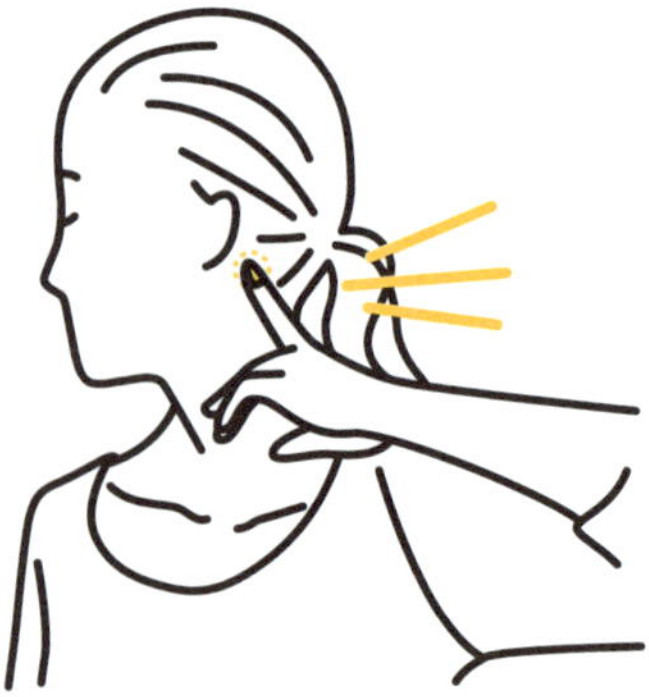

〈首をほぐす2〉

❶ 横を向いてあごを引きます。
❷ 向いた方と反対側の首の側面に、筋肉が現れます。
❸ その筋肉を2本の指で上から下へ5回、下から上へ5回さすります。
❹ 反対側を向いてあごを引き、同じことをします。

〈肩をほぐす1〉

❶ 3本の指をそろえて、鎖骨の下に5秒さしこみます（力をいれすぎないように）。
❷ 反対側の鎖骨も、同じことをします。

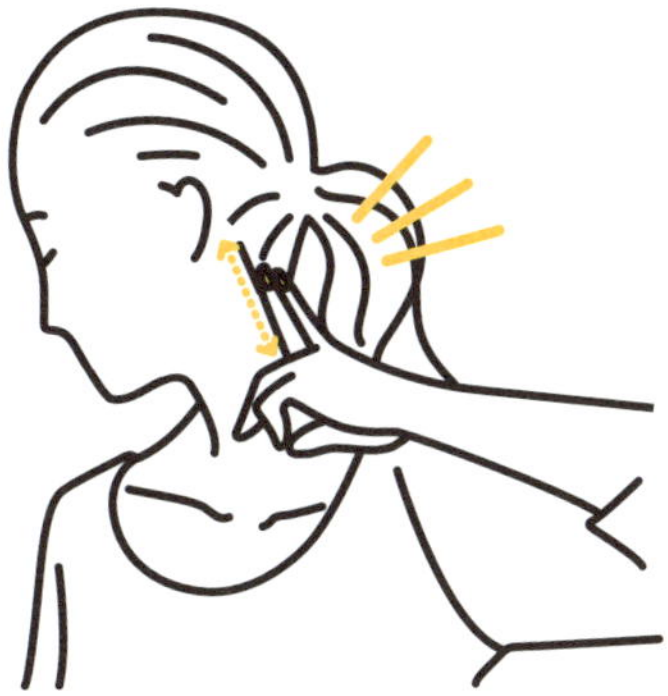

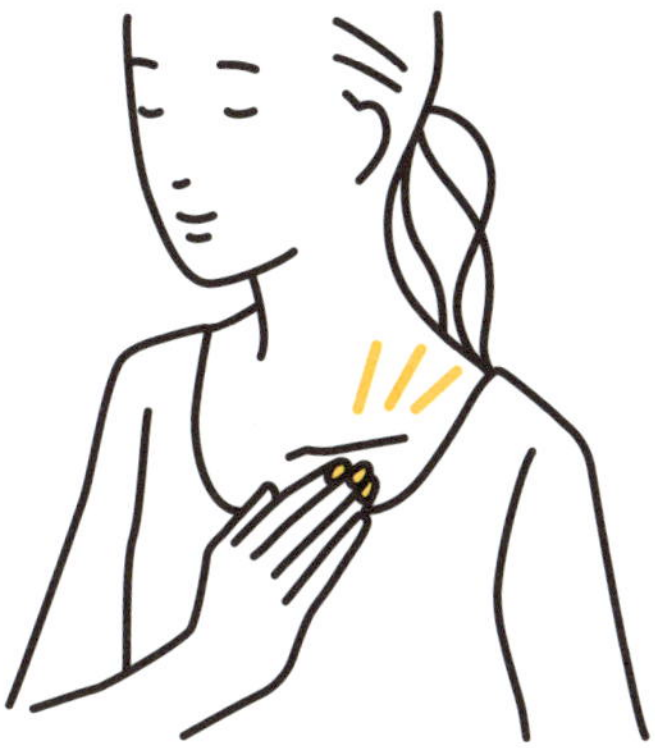

〈肩をほぐす2〉

❶ 肩の上、ちょっと後ろにある筋肉を、２本の指でおさえます。

❷ 左から右へ５秒かけて、右から左へ５秒かけて、３回ずつさすります。

❸ 反対側の肩で、同じことをします。

〈肩をほぐす3〉

❶ 肩の上にある骨と骨の間のくぼみに、２本の指を５秒軽くさしこみます。

❷ 反対側にも、同じことをします。

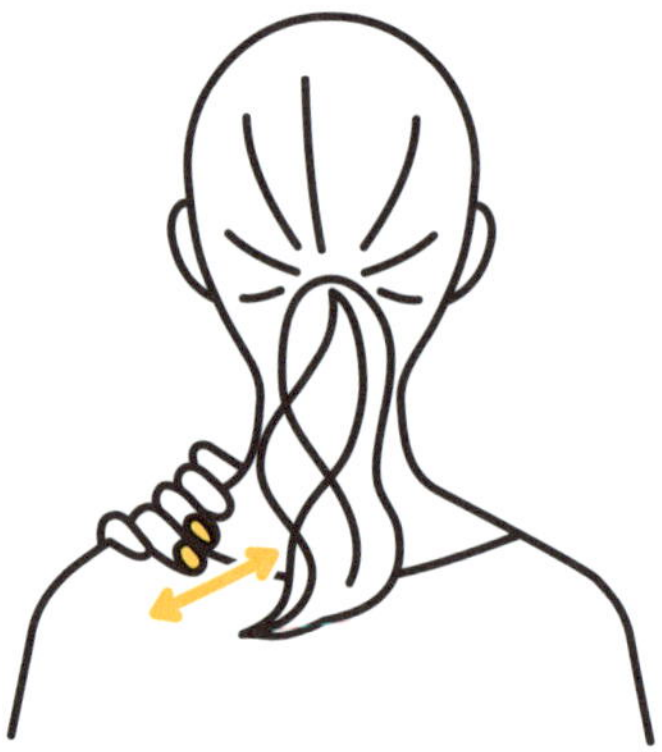

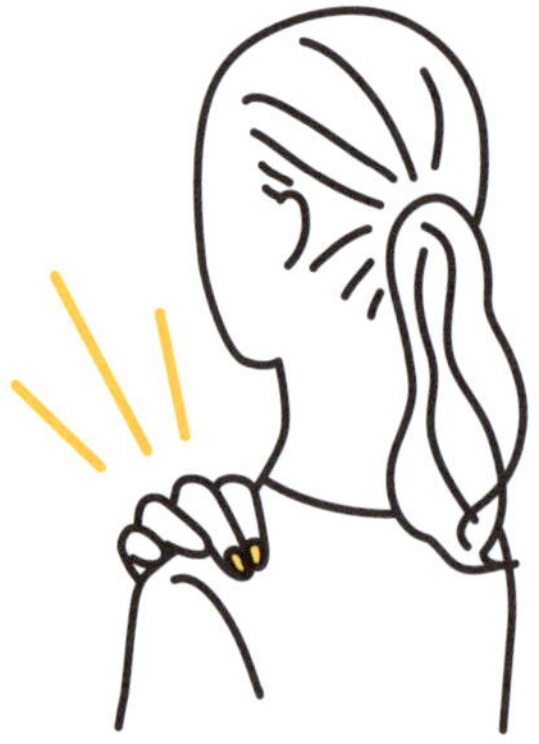

〈肩をほぐす4〉

❶ 腕の付け根の前面を、2本の指でおさえます。

❷ 2本の指で、5秒かけて、小さな円を描くようにこすります。

❸ 反対側にも、同じことをします。

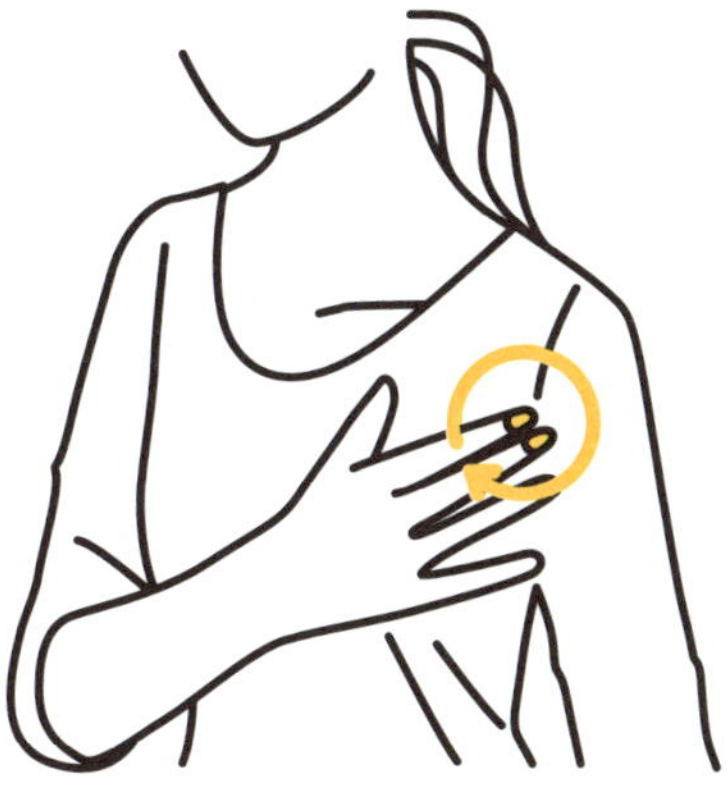

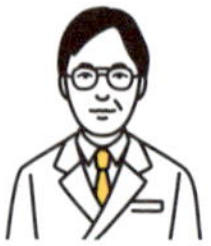

眼精疲労に効く食材を選んでみよう

私たちの身体は呼吸をしています。そして呼吸をすることによって酸素を取り込み、その酸素を燃やしてエネルギーに変えています。

そのときに発生するのが、活性酸素。

活性酸素は、体の中に侵入したウイルスや細菌を退治するときに役立つのですが、増え過ぎると細胞を酸化させて、働きを悪くして、老化の原因になると言われています。

この活性酸素は口と鼻に入る空気からだけではなく、目に入る紫外線からも発生し、目を疲労させ、目の細胞を傷つけ、目の老化をすすめているのです。

目の健康の大敵である活性酸素。

その毒を打ち消してくれる「抗酸化作用」を持った食べ物があります。

中でも特に強力なのが〝アントシアニン〟を含む食べ物で、代表的なのはおなじみの「ブルーベリー」です。「カシス」はブルーベリーよりもさらに多くのアントシアニンを含みます。

ただ、ブルーベリーやカシスを日常的に食べるのは難しいかもしれません。

アントシアニンは「黒ぶどう」にも含まれるので、ぶどうが原料のものを摂るのも良いでしょう。つまり赤ワインやぶどうジュース（黒）を飲むことでも、目に良い効果があります（ただし赤ワインは目には良くても、お酒なのでほどほどに）。


それからトマトやにんじんなど色鮮やかな食べ物に多い、カロテノイドをなるべく多く摂るといいでしょう。

カロテノイドの中でも、特におすすめなのがアスタキサンチンを含む食べ物です。

アスタキサンチンは天然の赤い色素で、「鮭」や「いくら」「かに」「えび」などに含まれています。

抗酸化作用が強いことで知られるアーモンド類などに含まれるビタミンEですが、アスタキサンチンはその1000倍の抗酸化作用があると言われています。

またルテインを含む「ほうれん草」「かぼちゃ」、ゼアキサンチンを含む「パプリカ」「クコの実」、ビタミンAを含む「レバー」や「うなぎ」もおすすめです。

特に野菜や果物はできるだけ皮ごと、または皮ギリギリを食べた方が効果があります。

植物にとって最も重要な「種」を、紫外線から守るのが皮だから、皮には紫外線に打ち勝つ成分が多く含まれているのです。

人間は紫外線から身を守るために、体内にメラニンという色素を作り出しますが、ぶどうもそうです。白ワインより、赤ワインが抗酸化作用が強いと言われるのは、赤ワインが、色素の強い黒ぶどうを、皮や種ごと発酵させて造られるからです。

抗酸化作用のある食べ物を摂れば、目の疲労物質だけではなく、全身の疲労物質も減らすことが期待できますよ。

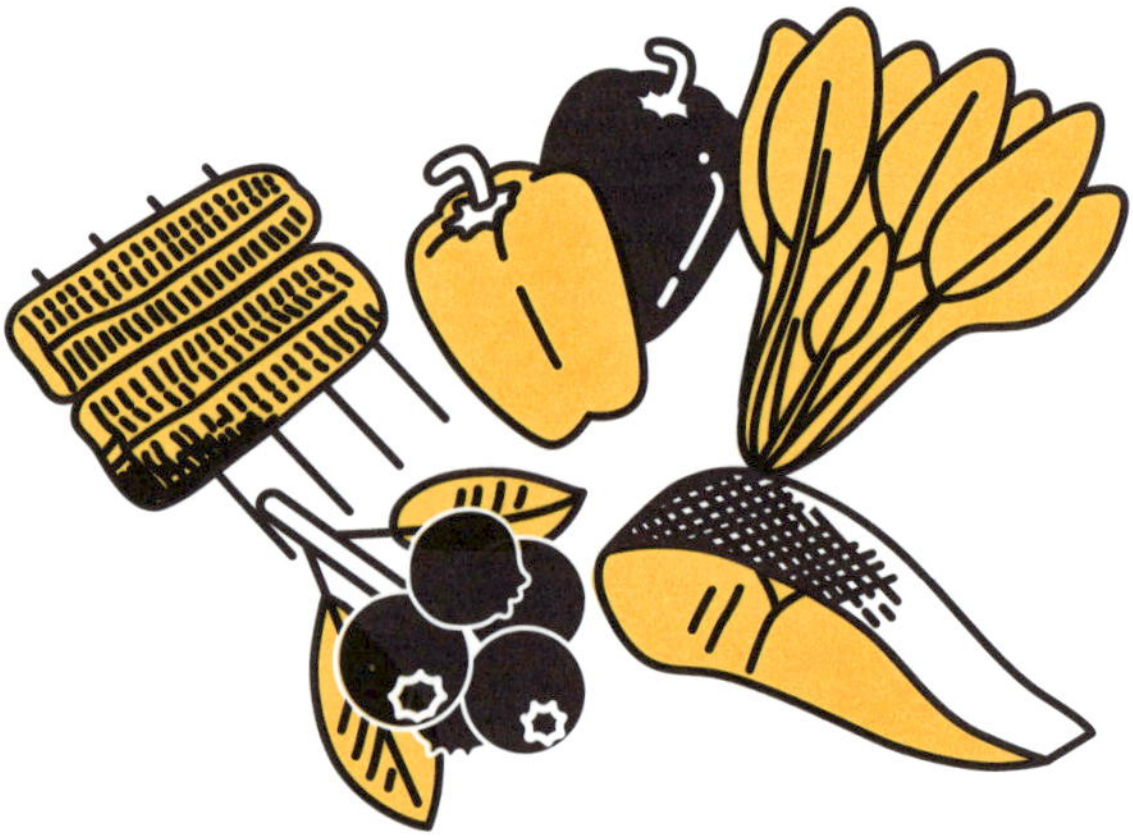

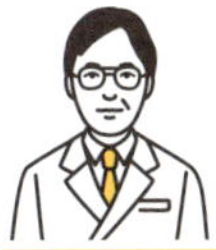

眼科医・森岡清史の考える、理想の生活サイクル

目からくる不調を改善するための、おすすめ生活サイクルです。
このとおりにするのは難しくても、できるだけ近づけてみましょう。

〈朝起きる〉

目覚まし時計に起こされるのと自然に目が覚めるのでは、起きたときのすっきり感が違います。
バイオラバー・アイマスクを装着するようになって「眠りが深く、目覚ましナシでも気持ちよく起きられるようになった」という方がたくさんいます。

←

〈午前中〉

目の悪い人はメガネをかけましょう。コンタクトケースはお出かけ用のバッグに入れておきます。

朝ごはんのメニューに、ぶどうジュースやキウイやブルーベリーがあるといいですね。日射しの強い日はＵＶサングラスをかけたり、日傘をさして出かけると良いでしょう。

↓

〈12時〉

昼食はアスタキサンチンが含まれる、サケやイクラを使ったごはんはいかがでしょうか？

メガネをコンタクトに替えてもけっこうです。目が疲れていたら、バイオラバー・アイマスクをして15分ほど休憩してはいかがでしょうか。

↓

〈夕方〉

目が疲れてきたら基本のツボを押しましょう（※88〜90ページ参照）。パソコン作業をしていたら、１時間ごとに目の筋肉のストレッチをします（※72ページ参照）。どうしても目が乾くときは、涙成分の目薬を少しだけさしましょう。

↓

〈夕食〉

特に指定はありませんが、寝る3時間前には済ませましょう。またコーヒー、お茶の類いは避けましょう。効果を高めたければ、目にいい食材（※100〜102ページ参照）を摂取しましょう。

↓

〈寝る1時間前〉

スマートフォンとパソコンに触らない。少し見るだけでも、カラダが興奮状態になり、寝付きが悪くなります。またカーテンをしめて部屋の明かりを減らすか、落としましょう。

↓

〈寝る直前〉

お風呂に入って、お湯で濡らしたタオルを目の上に乗せましょう。首と肩をほぐしましょう（※96〜99ページ参照）。

↓

〈寝る〉

バイオラバー・アイマスクを装着して、眠りにつきます。

あとがき

「面白い素材があるので、アイマスクを作ってみませんか」

山本化学工業の山本社長から〝眼精疲労の治療に本当に効果があるアイマスク〟を共同開発するという話をいただいたのが10年ほど前のこと。

その発案から完成まで、約2年かかりました。

山本社長にとっては「エビデンス（根拠）」が絶対条件だったため、私は何度も何度も実験を重ね、数えきれないほどのデータを取り、その結果を学会に発表し、承認を得る必要があったのです。

さらに目の周囲を効果的に温めるにはどうすればいいか、アイマスクの仕様やデザインについて試行錯誤をくり返しました。

その結果、時間はかかったものの〝眼精疲労の治療に本当に効果があるアイマスク〟を生み出すことに成功。

こうして作られたバイオラバー・アイマスクは全国の薬局を中心に売り出されると、たちまち熟年層を中心に話題になり、決して安くはない商品にもかかわらず、驚くほどのベストセラーとなりました。

もちろん当院においても、患者さんに実際に使っていただきました。そして、ほぼ全員の方に眼精疲労の軽減を実感していただきました。

それだけではありません。

「アイマスクをしていたら、足のつま先まで温かくなった！」

こうおっしゃる患者さんがたくさんいたのです。

私は驚きました。

目のまわりを温めただけで、身体の血のめぐりが良くなった、というのです。

もちろん個人差はあると思いますが、患者さんたちの話をまとめれば「目にいいことをすると、身体にもいい」ということは明らかでした。

これは一人の眼科医にとって、とても感動的な出来事でした。

そこで、もっと多くの方に実際に使っていただき、患者さんと同じ体験をしてもらえたらと願い、今回このような〝アイマスク付きの本〟を出版させていただくことになりました。

私は現在「疲れ目」「眼精疲労」で悩む人たちのために、お出かけ先で気軽に利用できる特殊な酸素カプセルを開発しています。

酸素の力で血流を良くして目の疲労物質を取るのはもちろん、同時に、利用者の目の状態を検査して、その結果を眼科医にフィードバックしたり、ロボットが検眼してメガネの処方箋を出したり、併設した自動販売機でメガネのフレームを選んだりできるようにしたいと考えています。完成したら、全国のショッピングモールや、スーパーや遊園地、駅ナカのスペースなどに設置される予定です。もし街で見かけたら試してみてください。

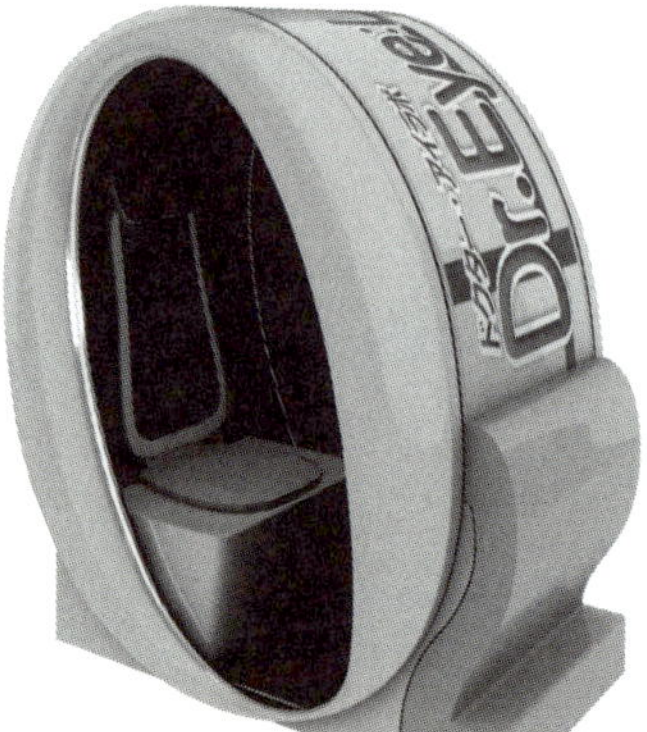

最後になりますが、今これだけ「目に悪いもの」と向き合う人が増えているにもかかわらず、残念なことに、まだ「眼精疲労」という理由で仕事を休んだり、労災を申請することは難しい世の中です。

おまけに、眼科には目の状態の悪さを自覚した人しか訪れないので、ほとんどの方が自分の目の状態のまずさに気づいていないというのが現状です。

だからこそ無意識のうちに我慢を続けてしまい、やがて心や身体を患ってしまう人がいます。

一人の眼科医としてのお願いです。

一日のうちに少しの時間でもいいから、自分の目のことを気遣ってあげてください。

たいてい「あ、目が疲れてたんだ」と気づけるはずです。

そうすれば、なにをしても気分が晴れない、そんな日もすぐに明るさを取り戻せるかもしれません。

吉祥寺森岡眼科院長　医学博士
森岡清史

著者プロフィール

森岡清史《もりおか　きよし》

医学博士。吉祥寺森岡眼科院長。浜松医科大学医学部卒業後、東京大学大学院医学系研究科にて網膜色素上皮細胞の研究(微細形態）に従事。東京大学大学院を修了。医学博士取得。日本眼科学会眼科専門医に認定。東京医科大学病院眼科勤務、田無第一病院（現・西東京中央総合病院）眼科医長を経て、吉祥寺森岡眼科を開設。

1998 年からは全国でも数少ない眼精疲労治療室を併設。

眼精疲労の専門的治療にあたり、各種メディアにも数多く登場している。また近年は、バイオラバー素材のアイマスクを共同開発するなど、広い範囲で研究・治療を行っている。

山本化学工業《やまもとかがくこうぎょう》

1800 年代に回船問屋として創業。1964 年に山本化学工業株式会社として会社を設立。「もっと自在に動ける水着を」という海女たちの要望に応え、独立気泡性の合成ゴムの開発に成功した。同社のウエットスーツは現在 50 ヵ国で愛用され、特にトライアスロンの分野では 90%のシェアを誇る。1986 年に赤外線放射素材の“バイオラバー”を開発。同素材は映画『バットマン・ビギンズ』や『トゥームレイダー』のコスチュームに採用された。また 2008 年の北京五輪では高速水着素材「バイオラバー・スイム（愛称：たこ焼きラバー)」が世界の注目を浴びる。翌年には世界水泳ローマ大会で世界新記録が 43 競技において樹立され、その新記録の大半がバイオラバー・スイムだった。2012 年 12 月には医療機器国際品質保証規格「ISO 13485:2003」の認証を取得。2013 年 3 月にはバイオラバーが日本統合医療学会の健康機器第1号として認定。同年には台湾にて、2014 年には米国にて、医療機器として認可・登録。

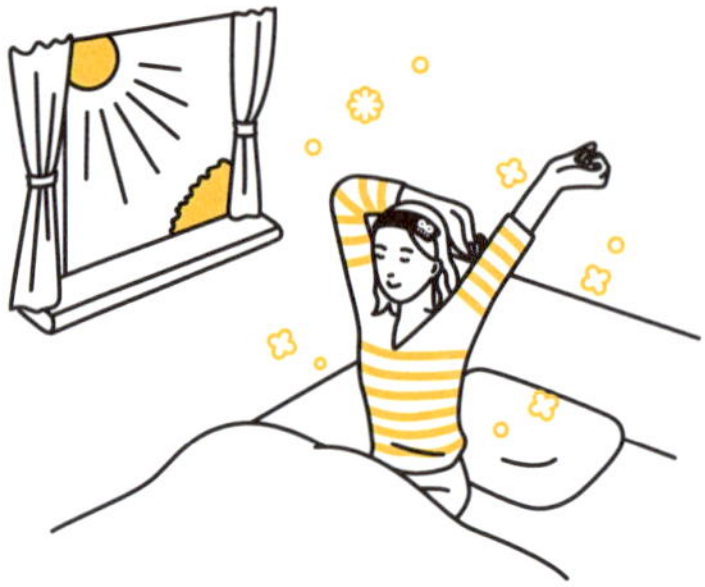

目を温めると身体が自然によみがえる！

2016年7月1日 初版発行
2025年2月6日 第12刷発行（累計9万8千部）

著 者　森岡清史（医学博士／吉祥寺森岡眼科院長）
特別協力　山本富造（山本化学工業株式会社・代表取締役社長）

イラスト　どいせな
デザイン　井上新八

営業　市川聡／石川亮（サンクチュアリ出版）
編集　橋本圭右（サンクチュアリ出版）

発行者　鶴巻謙介
発行所　サンクチュアリ出版
〒113-0023　東京都文京区向丘 2-14-9
TEL 03-5834-2507　FAX 03-5834-2508
https://www.sanctuarybooks.jp
info@sanctuarybooks.jp

印刷・製本　中央精版印刷株式会社